DOMINE SEUS NERVOS

Programa Prático Para Cura da Tensão Nervosa

Claire Weekes

Tradução de
Aydano Arruda

São Paulo | 2018

IBRASA
LIVROS QUE CONSTROEM

Título Original: SELF HELP FOR YOUR NERVES
Esta tradução foi feita a partir da 27ª edição, revista, publicada na Austrália, em 1989.

Direitos desta edição reservados à
IBRASA
Instituição Brasileira de Difusão Cultural Ltda.
Rua Ouvidor Peleja, 610 – Tel/Fax: (0xx11) 3791.9696
e-mail: ibrasa@ibrasa.com.br – home page: www.ibrasa.com.br

Tradução: Aydano Arruda
Capa: Armenio Almeida (MK Design)
Editoração Eletrônica: Armenio Almeida (MK Design)
Publicado em 2018

Dados Internacionais de Catalogação na Publicação (CIP)
(Câmara Brasileira do Livro, SP, Brasil)

Weekes, Claire.

Domine seus nervos : programa prático para cura da tensão nervosa / Claire Weekes ; tradução Aydano Arruda. — São Paulo : IBRASA, 1993. — (Biblioteca saúde ; 36)

1. Neuroses - Obras de divulgação 2. Saúde mental I. Titulo. II. Serie.

92 2572 CDD - 158.1
NLM - WM 75

Índices para catálogo sistemático:
1. Neuroses : Obras de divulgação : Psicologia aplicada 158.1

IMPRESSO NO BRASIL - PRINTED IN BRAZIL

À Memória de Minha Indômita Mãe

MUITOS daqueles que sofrem dos nervos são pessoas de fina sensibilidade, de delicada noção de honra, dotadas de um sentimento de dever e obrigação. Seus nervos enganaram-nas, desorientaram-nas.

W. R. Houston

Sumário

1. O Poder Dentro de Você — 7
2. Como Funciona Nosso Sistema Nervoso — 10
3. Que é Doença Nervosa — 13
4. A Forma Mais Simples de Doença Nervosa — 16
5. Como Curar a Forma Mais Simples de Doença Nervosa — 29
6. Cura dos Sintomas Mais Constantes — 32
7. Cura de Ataques Nervosos Recorrentes — 45
8. Voltando a Ser Você — 58
9. Doença Nervosa Complicada por Problemas, Pesar, Culpa ou Vergonha — 64
10. Como Curar Doença Nervosa Complicada por Problemas, Pesar, Culpa ou Vergonha — 79
11. Problemas — 82
12. Pesar — 96
13. Culpa e Vergonha — 101
14. Obsessão — 106
15. Insônia — 112
16. Aquela Terrível Sensação Matutina — 121
17. Depressão — 126

18. Perda de Confiança 133
19. Dificuldade de Manter Contato com Outras Pessoas 138
20. Dificuldade de Voltar para Casa 143
21. Apreensão 148
22. Os Três Bons Amigos: Ocupação, Coragem e Religião 151
23. O Que se Deve e o Que Não se Deve Fazer 167
24. Para Aqueles Que Temem Nova Doença Nervosa 169
25. Conselho à Família 173
26. Que Espécie de Pessoa Sofre Doença Nervosa 179

1
O Poder Dentro de Você

Se está lendo este livro porque sofreu um colapso nervoso ou porque seus nervos vão "indo mal", você é exatamente a pessoa para quem ele foi escrito e por isso eu falarei diretamente com você como se estivesse sentado ao meu lado.

Mostrarei clara e simplesmente, mas com todos os detalhes necessários, como começa e se desenvolve um colapso nervoso e como pode ser curado. O CONSELHO DADO AQUI CURARÁ VOCÊ DEFINITIVAMENTE, SE SEGUI-LO. Para isso serão necessários perseverança e um pouco de coragem. Pode observar que eu não exigi paciência. E raro uma pessoa doente dos nervos ser paciente, porque nervos doentes em geral são nervos agitados — essa é uma das razões pelas quais eles desorientam a pessoa. Esperar pacientemente em uma fila pode ser uma miséria quase intolerável para tal pessoa. Contudo, existe para paciência um substituto, que eu lhe apresentarei mais tarde.

Não será difícil para você ler este livro: ele é sobre você e seus nervos, razão pela qual você o lerá com interesse, ao passo que ler um livro comum ou um jornal talvez pareça uma impossibilidade ou, se você o conseguir, poderá deixá-lo mais perturbado do que quando começou.

Eu usei o verbo "curar" e isto talvez o surpreenda, porque implica doença e você talvez pense que está mais desorientado do que doente — perdido em um labirinto, tentando encontrar o caminho para voltar a ser a pessoa que era antes.

Por outro lado, você talvez esteja tão deprimido e esgotado que poderá admitir prontamente que está doente. Quer se considere doente ou não, o que mais deseja é voltar a ser você mesmo. Provavelmente olha para outras pessoas na rua e pergunta a si próprio por que não pode ser igual a elas. O que é essa "coisa terrível" que aconteceu a você? Qual é a significação desses sentimentos aterradores?

É possível que esses sentimentos o dominem há muito tempo, talvez mesmo há anos. De fato, você talvez tenha chegado a um ponto de tão desesperado sofrimento que pode ter pensado em suicídio ou pode mesmo ter tentado suicidar-se. No entanto, por mais profundamente envolvido que esteja em um colapso nervoso, é possível recuperar-se e gozar novamente a vida. Eu acentuo: *por mais profundamente envolvido.*

A orientação de que você precisa está neste pequeno livro. A perseverança e coragem você pode, com ajuda, encontrar dentro de si mesmo. *A força para recuperar-se está dentro de você, uma vez que lhe seja mostrado o caminho.* Isto eu lhe garanto.

Cada um de nós tem poder insuspeitado para realizar o que exigimos de nós mesmos, se nos dermos ao trabalho de procurá-lo. Você não é exceção. É capaz de descobri-lo, se se decidir a isso, por mais covarde que possa considerar-se neste momento. Eu não tenho ilusões a seu respeito: não estou escrevendo este livro para as raras pessoas corajosas, mas para você, provavelmente um ser humano comum, doente e sofredor, sem mais coragem do que o resto de nós, mas — e esta é a coisa importante — *mas tendo de reserva o mesmo poder não sondado e não suspeitado* que o resto de nós. E possível que você tenha noção desse poder, mas, por causa de sua condição nervosa, se sinta incapaz de liberá-lo. Este livro o ajudará a encontrar esse poder e lhe mostrará como liberá-lo e usá-lo.

Em primeiro lugar, você precisa saber como funciona seu sistema nervoso.

2

Como Funciona Nosso Sistema Nervoso

Nosso sistema nervoso consiste em duas partes principais, conhecidas como sistema nervoso voluntário e sistema nervoso involuntário.

O SISTEMA NERVOSO VOLUNTÁRIO

Esta parte dirige o movimento dos membros, cabeça e tronco, e controla-os mais ou menos como desejamos, daí seu nome. Consistem no cérebro e na espinha dorsal, da qual saem numerosos pares de nervos, cada um terminando no músculo por ele influenciado.

O SISTEMA NERVOSO INVOLUNTÁRIO

Esta segunda parte controla os órgãos internos — coração, vasos sanguíneos, pulmões, intestinos, etc., e até mesmo o fluxo da saliva e do suor. Tem sua sede em um centro cerebral ligado a uma delicada rede de fibras dispostas de cada lado da espinha dorsal, das quais numerosas ramificações semelhantes a fios chegam aos órgãos internos. Esta segunda parte não está sob nosso controle imediato, mas — e isto é de suprema importância para entender "nervosismo" — *ela reage a nossas disposições de ânimo.* Por exemplo, quando temos medo, nossas faces empalidecem, nossas pupilas dilatam, nosso coração bate mais rápido e nossas mãos podem transpirar. Não reagimos assim conscientemente e não temos poder para deter essas reações, *senão mudando nossas disposições de ânimo.* Por isso, chamamos essa parte de Sistema Nervoso Involuntário.

O sistema nervoso involuntário consiste em duas partes, o simpático e o parassimpático. Desses, o simpático "simpatiza" mais ostensivamente com nossas disposições de ânimo, daí seu nome. A ação dos nervos simpáticos reforça as defesas de um animal contra os vários perigos que o ameaçam, tais como extremos de temperatura, privação de água e *ataque por inimigos.*

Você já viu um animal ameaçado, paralisado pelo medo, antes de pôr-se em fuga? Suas narinas e suas pupilas dilatam-se, seu coração dispara, o ritmo de sua respiração acelera-se. A divisão simpática de seu sistema nervoso involuntário prepara-o para luta ou fuga.

O Padrão de Medo

Os seres humanos reagem da mesma maneira quando têm medo. O medo começa como um impulso em nosso cérebro, que excita os nervos simpáticos para que estimulem várias regiões (pele) e órgãos (coração, pulmões, intestinos) a produzir os sinais e sintomas de medo — mãos transpirando, coração disparado, respiração acelerada, boca seca, etc. Os nervos simpáticos fazem isso por meio de uma substância chamada adrenalina, que é descarregada nos terminais dos nervos nos órgãos interessados. Nossas duas glândulas suprarrenais, por estimulação dos nervos simpáticos, segregam adrenalina adicional em nossa circulação sanguínea para intensificar a ação dos mesmos nervos.

Quando temos medo, experimentamos também uma horrível sensação na "boca do estômago". Esse é o componente mais desagradável do medo. Contudo, o quadro completo do medo inclui todos os sintomas provocados pela adrenalina; mãos transpirando, coração disparado, peso no peito, etc., assim como os espasmos de medo sentidos na barriga.

Normalmente, nós não sentimos nosso corpo funcionando, porque os nervos parassimpáticos mantêm sob seu controle os nervos simpáticos. É somente quando somos forçados demais (irados, atemorizados, excitados) que os nervos simpáticos dominam os parassimpáticos e nós nos sentimos conscientes do funcionamento de certos órgãos. Um corpo sadio sem estresse é um corpo pacífico.

A maioria de nós associa bondade e compreensão à palavra simpático e, como as reações dos nervos simpáticos podem ser tudo menos bondosas, algumas pessoas acham difícil aceitar a expressão nervos simpáticos. Por isso, para evitar confusões, a partir de agora eu me referirei aos nervos simpáticos como nervos que descarregam adrenalina — o que eles são na verdade.

Assim, em síntese, nós temos um Sistema Nervoso Voluntário, por meio do qual movemos nosso corpo, e um Sistema Nervoso Involuntário, formado pelas divisões descarregadoras de adrenalina e parassimpática, que controlam o funcionamento de nossos órgãos internos, cada parte equilibrando-se com a outra. Normalmente, não sentimos o trabalho de nosso sistema nervoso involuntário, mas quando somos forçados demais os nervos que descarregam adrenalina são especialmente estimulados e nós podemos sentir nosso coração bater mais depressa, nossas mãos ficarem suadas e nossa boca ficar seca. Além disso, nosso estômago pode "embrulhar-se", nós podemos sentir falta de ar ou tontura, e talvez até mesmo necessidade de ir depressa ao banheiro.

3
Que é Doença Nervosa?

Deve-se considerar que existem diferentes graus de "doença nervosa". Inúmeras pessoas têm "nervos ruins" e muitas delas, embora aflitas, continuam com seu trabalho e, pode-se dizer, não sofrem colapso nervoso. De fato, embora admitam prontamente que têm "nervos ruins", recusariam indignadas qualquer sugestão de colapso. No entanto, um colapso nervoso não seria mais do que a intensificação de seus sintomas. Embora este livro se interesse principalmente pelo desenvolvimento e tratamento de colapso nervoso, serão aqui encontrados quase todos os sintomas de que se queixam as pessoas que têm "nervos ruins" e essas pessoas se reconhecerão vezes e vezes nos pacientes com colapso descritos nos capítulos seguintes. Os *sintomas são os mesmos, o que varia é apenas sua gravidade.* A pessoa com colapso sente esses sintomas com muito maior intensidade.

Onde terminam os "nervos ruins" e onde começa o colapso nervoso? Por colapso nervoso designamos o estado em que os sintomas "nervosos" de uma pessoa são tão intensos que ela enfrenta inadequadamente seu trabalho diário ou nem sequer o enfrenta. Pergunta-se a médicos se as pessoas realmente entram em colapso e, em caso afirmativo, como. A nós também perguntam como um colapso nervoso começa e se desenvolve.

O Ponto de Ruptura

Muitas pessoas são levadas por engano a um colapso. Um estado de estresse repentino ou prolongado pode sensibilizar os nervos descarregadores de adrenalina para que produzam sintomas de estresse de maneira exagerada e alarmante. Este estado de ***sensibilização é*** bem conhecido pelos médicos, mas tão pouco conhecido pelas pessoas em geral que, quando experimentado pela primeira vez, pode desorientar suas vítimas e depois levá-las enganosamente a sentir medo. Se me pedissem para localizar o início de um colapso nervoso, eu diria que é no momento em que uma pessoa sensibilizada começa a ter medo da sensação produzida por estresse severa e assim entra em um ciclo de medo-adrenalina-medo. Como reação ao medo, mais adrenalina é descarregada e o corpo já sensibilizado da pessoa é assim estimulado a produzir sensações cada vez mais intensas, que inspiram mais medo. Este é o ciclo medo-adrenalina-medo.

Dois Tipos de Colapso

A maioria dos colapsos inclui-se em dois tipos principais. Um deles é relativamente direto e suas vítimas preocupam-se principalmente com as sensações aflitivas causadas pelos nervos sensibilizados. Nessas pessoas, os nervos podem ser repentinamente sensibilizados pelo estresse resultante de algum choque, como uma intervenção cirúrgica extenuante, uma hemorragia grave, um acidente, um confinamento difícil. Ou então a sensibilização pode resultar mais gradualmente de doença enfraquecedora, de anemia ou de dieta excessivamente rigorosa. Nestes casos, a pessoa muitas vezes sente-se feliz em sua vida e seu trabalho doméstico; de fato, pode não ter outro problema, além da incapacidade, devida ao colapso, de desincumbir-se de suas responsabilidades normais.

O segundo tipo de colapso é iniciado por algum problema esmagador, conflito, pesar, culpa ou vergonha. O estresse resultante de prolongada e atemorizada introspecção gradualmente sensibiliza os nervos, que passam a reagir cada vez mais intensamente à introspecção ansiosa, até a confusão e o medo das sensações estranhas provocadas pela sensibilização, e mesmo os pensamentos estranhos que ela pode causar tomarem-se parte tão grande do sofrimento quanto o problema, conflito, pesar, culpa ou vergonha original. De fato, podem com o tempo ser a principal preocupação.

4

A Forma Mais Simples de Doença Nervosa

As pessoas que sofrem do primeiro tipo de colapso (neurose de ansiedade) queixam-se de alguns ou de todos os seguintes sintomas de nervos involuntariamente sensibilizados: insônia, depressão, consaço, estômago embrulhado, indigestão, coração disparado, coração batendo forte, coração sacudindo, palpitações, sensação de "vazio" em volta do coração, suor nas mãos, "alfinetes e agulhas" nas mãos e nos pés, sensação sufocante na garganta, incapacidade de respirar fundo, alguma coisa apertando o peito, "formigas" e "minhocas" rastejando embaixo da pele, uma apertada faixa de dor em volta da cabeça, tontura e estranhas impressões de visão, como movimento aparente de objetos inanimados. Náusea, vômitos, diarreia ocasional e frequente desejo de urinar podem juntar-se a esse quadro.

A seguinte é uma lista típica apresentada ao médico por um desses pacientes. Foi levada por uma jovem mãe. Está reproduzida exatamente como ela a escreveu:

Toda embrulhada

Dores de cabeça

Cansada e esgotada

Palpitações

Horrível

Nervos

Dor aguda embaixo do coração

Falta de interesse

Inquietação

Meu coração pesa como chumbo

Tenho um pesado caroço no estômago

Tremor no coração

As pessoas que sofrem esses sintomas são facilmente perturbadas por coisas pequenas. Têm absoluta certeza de que existe nelas alguma coisa muito errada e não conseguem acreditar que outros possam ter experiência tão perturbadora. Muitas sentem-se convencidas de que têm um tumor no cérebro (ou, pelo menos, alguma coisa "profundamente assentada") ou que estão à beira da loucura. O único desejo delas é voltar a ser, o mais rápido possível, as pessoas que eram antes de acontecer-lhes essa "coisa horrível". Muitas vezes não percebem que seus sintomas têm origem nervosa e seguem um conhecido padrão partilhado por numerosos sofredores como elas, *o padrão de contínuo medo e tensão.*

Discutirei pormenorizadamente o desenvolvimento desse colapso, antes de falar sobre o tratamento, porque a perplexidade diante do que está acontecendo e *o medo do que poderá acontecer em seguida* são muitas vezes os principais fatores do prolongamento da doença.

O Começo: Palpitações

Muitas pessoas sadias são lançadas nesse tipo de colapso nervoso pelo medo provocado por alguma sensação corporal alarmante, mas inofensiva, como o primeiro e inesperado ataque de palpitações. Mesmo um coração sadio pode palpitar quando anêmico, fatigado ou sob estresse. Um ataque desses pode ser assustador para um temperamento muito nervoso, especialmente se ocorre à noite e não há ninguém a quem recorrer para obter consolo e tranquilidade. O coração dispara furiosamente e a vítima tem certeza de que ele vai estourar. Geralmente, a pessoa fica parada, com medo de mover-se e causar mais dano a si própria. *Assim surge o medo.* É natural alarmar-se diante de acontecimentos repentinos, inesperados e desagradáveis em nosso corpo, particularmente na região do coração.

O Ciclo Medo-Adrenalina-Medo

Medo causa um derrame adicional de adrenalina, de modo que um coração já agitado por palpitações fica ainda mais excitado, bate ainda mais depressa e o ataque dura mais tempo. A vítima pode entrar em pânico, pensando que está para morrer. Suas mãos transpiram, seu rosto arde, seus dedos parecem ser picados por alfinefes e agulhas, enquanto ela espera por algo que não sabe o que é.

Finalmente o ataque cessa — sempre cessa —e tudo pode correr bem durante algum tempo. Contudo, após ter tido uma experiência assustadora, a pessoa teme sofrer outra e durante dias permanece tensa e ansiosa, tomando o pulso de tempos a tempos. Se as palpitações não voltam, ela sossega, entrega-se a seu trabalho e esquece o incidente. Todavia, se tem um segundo ataque, fica realmente preocupada. Aparentemente aquela maldita coisa veio para ficar!

Não apenas tem medo de palpitações, mas também fica em um estado de tensão, perguntando a si própria que outra experiência alarmante seu corpo pode estar-lhe reservando. Não demora muito para que a tensão, descarregando mais adrenalina, faça seu estômago embrulhar-se, suas mãos suarem e seu coração bater cada vez mais depressa. A pessoa sente ainda mais medo e mais adrenalina é descarregada. Em outras palavras, a pessoa é apanhada no ciclo medo-adrenalina-medo.

Tensão Pelo Medo

Neste estágio, a vítima consulta um médico, que geralmente consegue tranquilizá-la e afastar seu medo. Contudo, pode não ser suficientemente tranquilizada e ter a infelicidade de ser mandada ficar de cama e aconselhada a "fazer as coisas com cuidado" e "não abusar". Neste caso, a pessoa mediana, particularmente se jovem e ainda não protegida pela filosofia da idade, permanece na cama, remoendo pensamentos sobre seu coração "doente", sem coragem de mover-se pelo temor de forçá-lo ainda mais. O paciente estava antes em um estado de tensão nervosa, preocupado com as palpitações. Você é capaz de imaginar qual é a tensão dele agora? Talvez você já tenha experimentado isso!

Por outro lado, se o médico, em um esforço para tranquilizá-lo, não der muita importância às palpitações, o paciente pode ficar de cama por sua própria conta, convencido de que o médico está-lhe escondendo o pior e não lhe contou tudo. Se permanecer tenso e atemorizado, certamente terá outros ataques e, quanto mais frequentemente eles ocorrerem, mais se aferrará à cama. Quanto mais repousar, mais tempo terá para remoer seus pensamentos e mais tenso e apreensivo ficará. Seu dedo está continuamente procurando o pulso e, em resposta a sua ansiedade, seu coração bate sempre mais depressa, embora não chegando ao grau das palpitações. Na verdade, a pessoa pensa que o coração bate mais depressa do que na realidade, porque se mantém consciente de cada batida. Para ela o coração está batendo muito forte e disparando. Uma engenhosa mulher arrumou seus travesseiros lado a lado, de modo que pudesse deixar a orelha entre eles. Dessa maneira pensava ouvir menos as batidas do coração.

O paciente agora está realmente sentindo pena de si próprio. Perde o apetite, emagrece e não quer ficar sozinho pelo medo de "ter alguma coisa". Ao mesmo tempo, não quer estar com outras pessoas, pelo temor de ter alguma coisa e fazer papel de bobo. Não demora muito para que experimente a maioria das sensações de colapso — estômago embrulhado, mãos transpirando, dores em volta do coração, coração disparado, tontura, dor de cabeça — em outras palavras, todo o ciclo medo-adrenalina-medo.

Se medo de palpitações não leva a pessoa a esse tipo de colapso nervoso, o medo de alguma outra sensação corporal perturbadora geralmente o faz. Ela pode sentir na região do coração dores que, em seu alarma e ignorância, diagnostica como angina. Uma vida intensa, ansiosa e muito tensa pode fazer com que seu estômago esteja sempre embrulhado e seu coração agitado, coisas que a deixam alarmada. Seja qual for a causa, como reação a continuada apreensão, seus nervos descarregadores de adrenalina ficam sensibilizados e gradualmente enchem seu dia com as novas e desagradáveis sensações descritas acima. A pessoa tenta lutar ou escapar, até ser também apanhada no mesmo ciclo medo-adrenalina-medo que aflige aquela atemorizada por palpitações.

Como foi mencionado, pessoas têm essas sensações como um fundo mais ou menos constante em seu dia. Podem ter momentos de sossego. Por exemplo, algumas, ao despertar, sentem-se estranhamente calmas e podem ficar deitadas em paz mais ou menos uma hora antes que o estômago comece a virar. Outras sentem-se mais calmas à noite. Ainda outras, não conhecem momentos de paz.

Pânico

Algumas pessoas, além de ter esse fundo de sensações perturbadoras, são dominadas de tempos a tempos por intensas ondas de pânico. Algumas têm um espasmo de pânico a cada poucos minutos, podendo isso continuar durante horas. E fácil compreender como esses espasmos podem ser perturbadores, quando o paciente está trabalhando e tentando parecer normal, e como ele se sente aterrorizado pela possibilidade de os espasmos ocorrerem em momentos inconvenientes. Infelizmente, a probabilidade maior é de ocorrerem nesses momentos, pois é quando a pessoa se sente mais apreensiva e atemorizada.

É possível que os repetidos ataques de palpitações tenham deixado a pessoa, agora, mais preocupada com as outras manifestações de medo, embora seja mais comum que as palpitações continuem e aumentem o peso da miséria.

Esta não é uma história inventada. Eu já a ouvi tantas vezes que lhe dedico respeitosa atenção. Vi esse estágio, inadequadamente tratado, durar vários anos, com o paciente procurando um médico depois do outro.

Para pessoas sadias, esta história pode parecer muito infantil e estúpida. Pensam elas: "Por que ele não se anima, cuida de seu trabalho e esquece toda essa bobagem?" E exatamente o que ele gostaria de fazer. Mas o que nós, as pessoas sadias, não percebemos é que a esta altura o medo sentido por aquele paciente é maior do que qualquer das pessoas medianas já experimentou ou mesmo chegou a imaginar. Repetidos espasmos de pânico, quando acompanhados por exaustão, não apenas aumentam de intensidade, mas precisam de cada vez menos para começar. O temor de tê-los pode provocar toda uma sequência. O encontro com um estranho, a ideia de ser deixado sozinho e mesmo o bater de uma porta podem ser suficientes. Além disso, apesar de seu grande desejo de animar-se e cuidar de seu trabalho, ataques de medo assim frequentes e intensos parecem paralisar a vontade de agir do paciente.

Há alguns anos, quando me recuperava de uma operação, acompanhei amigos que estavam planejando uma excursão pelo mato. Meus amigos pediram a um jovem que fosse conosco. Não seria uma longa caminhada, garantiram-me (mas suficientemente longa para mim, pensei, enquanto olhava as compridas pernas do jovem convidado). Para meu espanto, aquele rapagão logo ficou para trás e muitas vezes precisamos parar para esperar que nos alcançasse. Quando paramos para lanchar, ele deixou-se cair exausto sobre a grama. Posteriormente, contou-me sua história. Durante anos, desde os tempos de estudante, tinha repetidos espasmos de pânico intenso, que haviam transformado sua vida em um pesadelo. Não tinha medo de coisa alguma em particular, mas apenas a sensação de medo, tão intensificada e extenuante que mesmo aquela curta caminhada fora demais.

Esse homem posteriormente curou-se e foi capaz de chefiar uma expedição científica. Eu o menciono porque ele não era uma pessoa doentia, mas um cientista competente em posição de responsabilidade. Com ajuda, recuperou-se rapidamente, depois de ter sofrido durante dez anos.

Lutando

A vítima de colapso nervoso não é tola, nem covarde; é muitas vezes uma pessoa notavelmente corajosa, que luta contra seu colapso com o máximo de sua capacidade, demonstrando louvável coragem, embora frequentemente maldirigida. Pode lutar em qiíase todos os seus momentos de vigília, com as mãos suadas e os músculos tensos, tentando agitadamente obrigar-se a esquecer seu estado desesperado, concentrando-se conscientemente em outras coisas. Ou pode movimentar-se no espaço de sua mente, procurando ansiosamente uma saída de sua miserável prisão, mas só encontrar uma porta atrás de outra.

À noite, cai na cama exausto, para dormir o desassossegado sono de agitação nervosa, o pesado sono de exaustão nervosa, o drogado sono do engolidor de barbitúricos ou, ainda pior, para não encontrar sono algum apesar de forte sedação.

Às vezes, a primeira parte da noite pode não parecer tão ruim. A pessoa pode sentir-se quase normal, pensar que finalmente dominou aquela "coisa" e ir para a cama pensando: "Agora, isso é o fim. Amanhã voltarei a ser como era." Contudo, vai acordar e achar piores do que nunca os espasmos e o estômago embrulhado. Não pode compreender por que, tendo-se sentido tão melhor à noitinha, acorda na manhã seguinte sentindo-se tão doente quanto antes, talvez ainda pior. Certamente se sente mais sem esperanças, se isso é possível. Está convencida de que existe um caminho fácil e rápido para a recuperação, que continuamente foge dela, ou então que não existe e nunca poderá existir uma saída de seu sofrimento, que a leve de volta à paz.

Lembra-se com saudade da pessoa que era antes, da pessoa que podia sentar-se sossegadamente e ler um bom livro ou assistir alegremente à televisão. Apreensivamente conta as semanas, meses ou mesmo anos que se passaram desde quando era aquela pessoa. Pensa que, se não pode voltar ao que era lutando, de que outra maneira poderá? Lutar é sua defesa natural, a única arma que conhece, por isso luta ainda mais arduamente. *Mas, quanto mais luta, pior se torna.* Naturalmente — *porque lutar significa mais tensão, tensão mais adrenalina e mais estimulação dos nervos descarregadores de adrenalina e, consequentemente, a continuação dos sintomas.* Para tomar as coisas piores, seus amigos não hesitam em aconselhá-lo a lutar. Mesmo seu médico é capaz de dizer-lhe: "Você precisa lutar contra essa coisa, meu velho. Não pode deixar que ela tome conta de você!"

A pessoa não é capaz de compreender o que lhe aconteceu. E como um homem possesso. Não percebe que não existe demônio algum sentado em seu ombro e que simplesmente *é ele que está fazendo aquilo a si próprio, com o medo, a luta e a fuga do medo.*

É nesse estágio que pode sentir fortes dores de cabeça, que lhe dão a impressão de ter uma mão de ferro apertando sua cabeça ou um peso em cima dela. Pode ficar atordoado, ficar nauseado, ter dificuldade para expandir o peito e respirar fundo, sentir uma forte dor em volta da cabeça ou uma dor aguda dentro dela, a que às vezes se refere como a "punhalada". Pode também ter repetidos "acessos curiosos", como momentos em que o coração bate anormalmente devagar, em que o coração "para" de bater ou em que se sente fraco e trêmulo. Perde o interesse por tudo e por todos. A crescente tensão pode fazer com que se perturbe facilmente por ninharias. Como disse uma jovem mãe: "Eu descontava nas pobres crianças."

Sedação

O médico geralmente prescreve sedativos nesse estágio e não há dúvida que o paciente talvez precise deles. Mas, com a prevenção dos leigos contra "comprimidos", sua família provavelmente insiste com a pessoa para que "jogue fora aquela maldita coisa", acrescentando: "Está apenas ajudando a deprimir você" ou "Esse médico vai fazer com que você fique viciado". A vítima toma-se ainda mais confusa porque no fundo de sua mente também tem medo daquela droga. Parte do problema do médico é convencer o paciente — e, igualmente importante, a família do paciente — de que tal sedação não apenas *não* é nociva, mas, como medida temporária, pode ser muito necessária e não fará do paciente um viciado, se for cuidadosamente supervisionada. Geralmente, depois de curada, a última coisa que uma dessas pessoas deseja ver é um daqueles malditos comprimidos ou uma dose daquela mistura cor-de-rosa.

A vida é muito adversa, é capaz de pôr muitos obstáculos no caminho da recuperação. Por exemplo, é possível que exatamente quando o médico está vencendo a batalha em favor dos sedativos alguém escolha aquele momento para tomar uma overdose de barbitúricos e os jornais invistam ferozes contra o perigo de tais drogas. O paciente, que provavelmente ficava semanas sem olhar jornais, nunca deixa de ler a notícia ou ouvir referências a ela. Assim, a batalha do médico começa de novo.

Contudo, por mais sedada que a pessoa esteja, o medo geralmente encontra meios de burlar a sedação. A sedação só afrouxa o golpe, mas consegue isso e, assim, desempenha importante papel na recuperação, como discutiremos mais adiante.

Colapso

Finalmente, pode chegar o dia em que, cedendo a algumas pressões adicionais de medo, o paciente abandona o que pensa ser sua última migalha de força e entra em "colapso", com a família à sua volta sem saber o que fazer. As palavras murmuradas na sala — "Doutor, ele afundou!" — encerram um capítulo para a pessoa e servem como corrente para prendê-la ao leito. Se não pôde encontrar uma saída quando estava em pé, pergunta ela a si própria, como poderá encontrá-la agora que afundou. A luta parece grande demais, o caminho íngreme demais, de modo que o paciente pode passar semanas ou mesmo meses deitado ou ser levado prontamente ao hospital para um tratamento de choque.

O Padrão Constante do Medo

Sem dúvida você reconheceu alguma coisa de si nessa pessoa e talvez tenha sido uma revelação descobrir que a base de seus misteriosos sintomas é, como no caso dela, o medo.

Seja o colapso fraco ou forte, *a causa básica é medo.* Conflito, pesar, culpa ou vergonha podem iniciar um colapso, mas não demora muito para que o medo assuma o comando. Mesmo a grande tristeza de ter perdido um ente querido mistura-se com medo; o medo de enfrentar o futuro sozinho. Problemas sexuais têm mais probabilidade de causar colapso quando acompanhados por medo ou culpa. Culpa abre a porta para o medo. Ansiedade, preocupação, apreensão são apenas variantes de medo sob vários disfarces.

Poder-se-ia argumentar que tensão, distinta de medo, pode causar colapso em certas situações. Por exemplo, existe a tensão excessivamente prolongada de uma mulher de meia-idade que cuida de um parente velho e doente. Contudo, enquanto cuidar das coisas do dia-a-dia, não olhar para um futuro bem distante e não pensar que é muito importante estar literalmente acorrentada a suas obrigações, ela pode suportar tal tensão durante meses e mesmo anos. Pode "dobrar-se" e precisar de ajuda de tempos a tempos, mas não "afundará".

Uma vez comentei a capacidade que uma mulher tinha de manter-se durante tanto tempo em tal situação e seu irmão me disse: "Sim, é um grande esforço de Ada, mas Ada nunca pensou em si própria." Esta era a chave da resistência de Ada. Se tivesse ouvido seus amigos, começasse a sentir piedade de si própria e a temer o futuro, teria lançado as sementes de um colapso nervoso.

Tensão pode causar fortes dores de cabeça (Ada sofre de enxaqueca) e esgotamento físico, mas, a menos que seja acompanhada por medo, não causará a incapacidade conhecida como colapso nervoso. Quando o trabalho ameaça ir além de nossa força física e nossas responsabilidades exigem que continuemos indo à frente, o medo geralmente entra no quadro e todo colapso subsequente é causado não pela exaustão, como acreditam muitos, mas pelo medo que ela provoca.

Medo de Admitir Medo

Às vezes é difícil para uma pessoa admitir mesmo em seu íntimo que está com medo. Uma mulher insistia em que era o "estômago embrulhado", não o medo, que causava seu nervosismo. Por isso, eu evitara a palavra "medo" quando falava com ela e tentava convencê-la de que era " tensão" que lhe embrulhava o estômago. Sofrera isso durante seis meses. Comia e dormia pouco. Parecia tão mal quanto se sentia. Mas finalmente quando aceitou que seu mal-estar no estômago dependia da excreção de adrenalina através de tensão, foi capaz de relaxar-se e melhorou em um mês. Contudo, continuou a insistir em que não havia sentido medo.

É possível explicar o desaparecimento dos sintomas dessa mulher de qualquer outra maneira senão pela afirmação de que ela perdeu seu medo? Pedi-lhe uma explicação e ela disse: "Eu não gostava daquelas coisas. Perdi minha aversão por elas." Ela sentira tanto a aversão que se deixara dominar em sua vida durante seis meses. Certamente, a diferença entre tão forte aversão e medo é apenas de grau. Pelo menos temos de admitir que forte aversão por sensações físicas é tão próxima de medo que pode causar as mesmas reações nervosas.

Disfarce seu medo como intensa aversão se isso o faz sentir-se mais feliz. Não tem a menor importância, desde que você compreenda que as reações físicas de seu corpo a intensa aversão e a medo são tão semelhantes que qualquer diferença é desprezível.

O Padrão Simples

O colapso descrito neste capítulo não foi complicado por um problema determinado. Foi causado pelo *medo das próprias sensações que o medo havia provocado* e, como tal, é a forma mais comum e mais direta de colapso que conhecemos. Se seu colapso é deste tipo, constitui um passo para a cura ver seus vários sintomas como um padrão único proveniente de uma causa única, o medo. *Esses sintomas não são peculiares a você, mas são bem conhecidos por muitas pessoas como você.* Contudo, por mais desagradáveis que possam ser, eu lhe asseguro que toda sensação indesejável pode ser eliminada e que você pode recuperar a paz de mente e de corpo.

5
Como Curar a Forma Mais Simples de Doença Nervosa

Se sofre desse tipo de colapso, você vai notar, conforme já foi mencionado, que tem certos sintomas como um fundo bem constante de sua vida cotidiana, enquanto outros ocorrem de vez em quando. Por exemplo, estômago embrulhado, mãos suadas e batidas rápidas do coração estão mais ou menos sempre com você, enquanto espasmos de medo, tremores, falta de ar, tontura e ânsia de vômito aparecem a intervalos. Os sintomas constantes são aqueles de medo permanente, daí serem crônicos, enquanto os diversos ataques recorrentes são resultado da variada intensidade do medo permanente, daí sua periodicidade.

O tratamento de todos os sintomas depende de umas poucas regras simples. Ao lê-las pela primeira vez, você pode pensar: "Isto é simples demais para mim. Será preciso algo mais drástico para curar-me." Assim, será necessário que lhe mostrem como aplicar este tratamento simples e você talvez precise reler muitas vezes as instruções.

O princípio do tratamento pode ser resumido no seguinte:

Enfrentar

Aceitar

Flutuar

Deixar o tempo passar

Nada há de misterioso ou surpreendente nesse tratamento, mas é esclarecedor ver quantas pessoas afundaram ainda mais em seu colapso *por fazer exatamente o oposto.*

Olhemos de novo rapidamente a pessoa descrita no último capítulo, a pessoa que tem medo de sensações físicas despertadas pelo medo, e vejamos se podemos determinar o tratamento que ela própria deu ao colapso que sofreu.

Em primeiro lugar, ela ficou indevidamente alarmada pelos sintomas, examinando cada um deles à medida que aparecia, observando-os apreensiva. Tentou livrar-se das sensações indesejáveis tomando-se tensa para enfrentá-las ou expulsá-las, procurando agitadamente ocupação para forçar o esquecimento. Em outras palavras, lutando ou fugindo.

Além disso, sentiu-se perplexa porque não conseguia encontrar a cura da noite para o dia. Continuava lembrando-se e preocupando-se porque já passara muito tempo e ela ainda não estava curada, como se aquilo fosse um mau espírito que pudesse ser exorcizado, se ela ou o médico conhecesse o truque. *Estava impaciente com o tempo:*

Em suma, passava seu tempo:

Fugindo, sem enfrentar

Lutando, sem aceitar

Parando e "prestando atenção", sem passar flutuando.

Sendo impaciente com o tempo, em deixar o tempo passar.

Agora, consideremos, como você pode curar-se enfrentando, aceitando, flutuando e deixando o tempo passar.

Consideraremos primeiro a cura dos sintomas constantes e depois a dos ataques recorrentes.

6

Cura dos Sintomas Mais Constantes

Primeiro, olhemos para você e observemos como está sentado em sua cadeira. Eu não tenho dúvida de que você está se encolhendo tensamente para fugir das sensações em seu interior e, ao mesmo tempo, disposto a prestar atenção apreensivamente. Quero que você faça *exatamente o oposto.* Quero que fique sentado o mais confortavelmente que puder, relaxe-se até o máximo de sua capacidade, deixando braços e pernas pesarem sobre a cadeira, como se estivesse carregados de chumbo, e respire vagarosa e profundamente através da boca parcialmente aberta. Agora, examine as sensações que o perturbam e *não se encolha* para fugir delas. Quero que você analise cada uma delas cuidadosamente, *analise-as e descreva-as em voz alta para si próprio.* "Minhas mãos suam, tremem e estão doloridas..." Isso pode parecer um tanto tolo e talvez você sorria. Tanto melhor.

ESTÔMAGO EMBRULHADO

Comece com a sensação nervosa em seu estômago, o chamado estômago embrulhado. Pode ser um estremecimento desagradável ou pode ser uma pressão firme como algo quente que passe de seu estômago para suas costas. Não fuja dela. Acompanhe-a. Relaxe-se e analise-a. Leve uns dez minutos para fazer isso, antes de continuar lendo.

Agora que você a enfrentou e examinou, é muito terrível?

Se tivesse artrite no pulso, você estaria preparado para trabalhar com a dor da artrite sem ficar muito perturbado. Por que considerar essa sensação no estômago tão diferente da dor comum a ponto de poder assustá-lo? Deixe de considerá-la como um monstro que tenta dominá-lo. Compreenda que não é mais que a ação de nervos descarregadores de adrenalina ultra-sensibilizados e que, enco- lhendo-se constantemente para fugir deles, você estimulou um fluxo excessivo de adrenalina que excitou mais seus nervos de modo a produzirem mais sensações no estômago.

Enquanto examina e analisa esse estômago embrulhado, uma coisa estranha pode acontecer: você pode descobrir que sua atenção está-se desviando de si próprio. Essa "coisa", que parecia tão terrível enquanto você permanecia tenso e fugia dela, pode não prender mais sua atenção durante muito tempo quando você a vê como ela é — nada mais do que uma estranha sensação física, sem grande significação médica e incapaz de causar verdadeiro mal.

Por isso, prepare-se para aceitá-la e viver com ela durante algum tempo. Aceite-a como algo que estará com você durante mais algum tempo — mas algo que oportunamente o deixará, se você estiver preparado para deixar o tempo passar e não ficar observando ansioso o seu estômago enquanto ele passa.

Mas não cometa o engano de pensar que desaparecerá *assim que você deixar de temê-la.* Seu sistema nervoso está ainda cansado e levará tempo para sarar, assim como acontece com uma perna quebrada. Contudo, à medida que melhora, que não tem mais medo do estômago embrulhado, que não tenta curá-lo controlando-o e que se sente preparado para aceitá-lo e trabalhar com ele presente, você se tomará mais interessado em outras coisas e gradualmente; deixará de notar se o estômago está embrulhado ou não. *Este é o caminho da recuperação.* Pela verdadeira aceitação, você rompe o ciclo medo-adrenalina-medo, em outras palavras o ciclo estômago embrulhado-adrenalina-estômago embrulhado.

Verdadeira Aceitação

Nesta discussão você terá apreciado que *verdadeira aceitação êa chave de sua recuperação* e, antes de continuar com o exame de seus outros sintomas, devemos ter certeza de que compreendemos sua significação exata.

Descobri que alguns pacientes se queixavam: "Eu aceitei meu estômago embrulhado, mas ele ainda está lá. Que é que eu faço agora?" Como você pode tê-lo aceitado, se ainda se queixa a respeito dele?

Ou então, como me disse um velho: "Depois do desjejum, o estômago começa a embrulhar. Não posso ficar sentado lá e deixá-lo embrulhar. Se o fizesse, estaria exausto depois de uma hora, por isso preciso levantar-me e caminhar. Mas estou cansado demais para caminhar. Que devo fazer:" Perguntei-lhe: "Você aceitou realmente seu estômago embrulhado?" "Oh, é claro que sim", respondeu indignado. "Eu não tenho mais medo dele."

Mas obviamente tinha. Tinha medo que depois de uma hora com o estômago embrulhado ficasse exausto, por isso sentava-se tensamente temendo o estômago embrulhado, fugindo dele quando chegava e preocupando com a exaustão que se seguiria. Naturalmente, o estômago embrulhado, que é em si próprio um sintoma de tensão, *vem inevitavelmente quando a pessoa o espera tão tensamente.*

Tentei fazer esse velho compreender que precisava estar preparado para deixar seu estômago embrulhar e continuar lendo seu jornal, sem prestar atenção a isso. *Só assim estaria verdadeiramente* aceitando seu estômago embrulhado. Dessa maneira, e só dessa maneira, chagaria oportunamente ao estágio em que não importaria mais se o estômago embrulhava ou não. Depois *livre do estímulo da tensão e ansiedade, seus nervos descarregadores de adrenalina se acalmariam gradualmente e o estômago automaticamente embrulharia menos e finalmente deixaria de embrulhar.*

A este homem nada mais foi pedido do que mudar sua disposição de apreensão para aceitação. *Os sintomas desse tipo de colapso são sempre um reflexo de sua disposição de ânimo.* Contudo, é bom lembrar que pode demorar algum tempo para que seu corpo reaja à nova disposição de aceitação e ele pode continuar durante algum tempo a refletir a disposição tensa e amedrontada das semanas, meses ou anos anteriores. Essa é uma das razões pelas quais colapso nervoso pode ser intrigante e pelas quais aquele velho ficou intrigado. Ele começou a aceitar, mas quando os sintomas não desapareceram imediatamente, logo perdeu a coragem e ficou novamente apreensivo, embora tentando convencer-se de que estava aceitando. *Leva tempo para um corpo estabelecer aceitação como disposição de ânimo e para que esta oportunamente traga paz,* da mesma maneira como leva tempo para que o medo se tome estabelecido como tensão e ansiedade contínuas. É por isso que "deixar o tempo passar" é parte tão importante de seu tratamento e é por isso que eu acentuarei o fato vezes e vezes. Tempo é a resposta. *Mas é preciso que haja aquele fundo de verdadeira aceitação enquanto se espera que o tempo passe.*

MÃOS SUADAS E TRÊMULAS

Agora olhe para suas mãos. Estão suadas? Estão trêmulas? Talvez estejam formigando, mas as mãos de qualquer pessoa tensa e amedrontada podem ter essas sensações e você está certamente amedrontado. Como poderiam suas mãos sentir-se de outra maneira? O suor, o tremor e o formigamento não são mais do que a expressão física da *supersensibilização de seus nervos descarregadores de adrenalina devido a ansiedade e medo.* Essas sensações não se tornarão piores e nunca o impedirão de usar suas mãos. *Suas mãos podem suar e tremer, mas ainda são mãos boas para uso.*

Assim, aceite o suor, o tremor e o formigamento por algum tempo. Não podem ser curados da noite para o dia. Com a aceitação, embora suas mãos ainda possam tremer e suar por algum tempo, você encontrará um pouco de paz, o suficiente para começar a conter o fluxo de adrenalina e para que suas glândulas sudoríferas gradualmente se acalmem. Em lugar de medo-adrenalina-suor, você põe aceitação- menos adrenalina-menos suor. Finalmente, terá paz: nenhum excesso de adrenalina — nenhum excesso de suor. E simples assim, embora a aceitação possa não parecer tão simples a princípio.

Hipertireoidismo

Mãos quentes e trêmulas são também encontradas em uma doença chamada hipertireoidismo, que não é apenas "nervosismo", embora se assemelhe a ele, e que precisa ser tratada especificamente. Não aceite mãos quentes e trêmulas a menos que tenha garantia de seu médico de que não sofre de hipertireoidismo. Recebendo essa garantia, aceite-as e não perca tempo e energia preocupando-se com o temor de que o médico tenha cometido um erro. Se não puder aceitar essa garantia, procure uma segunda opinião, mas não insista além disso. Hipertireoidismo geralmente não é difícil de diagnosticar.

CORAÇÃO DISPARADO

Examine agora seu coração disparado. Por "disparado" não quero dizer os curtos ataques de palpitação que você pode ter de tempos a tempos, mas as constantes batidas e sacudidas que você sente todos os dias em seu coração. Você provavelmente pensa que ele está disparado e é por isso que uso essa expressão, mas se tomar a sua pulsação com um , relogio na mão, duvido que esteja havendo mais que cem batidas por minuto. E possível que você esteja com cento e vinte batidas, mas eu duvido. De fato, seu coração provavelmente não está funcionando mais depressa do que qualquer outro coração sadio. A diferença é que você ficou *sensibilizado a suas batidas e por isso sente cada uma delas.* E continuará sensibilizado a suas batidas, enquanto ouvir e registrar ansiosamente cada batida!

Quero que você entenda que bater dessa maneira não fará o menor mal a seu coração. Você poderia jogar tênis ou basquete se quisesse. De fato, se tivesse interesse e energia para praticar esses jogos, é muito provável que seu coração se acalmasse e batesse mais devagar enquanto você estivesse jogando do que enquanto está sentado tomando seu pulso. Estou presumindo, naturalmente, que você se submete a um exame médico e foi informado de que seu mal é apenas "nervos".

Essas semanas em que ficou observando, esperando e tomando o pulso foram perda de tempo. Você não pode fazer mal a seu coração. Você pode fazer tudo quanto quiser, desde que esteja preparado para ignorar as estranhas sensações que vêm da região de seu coração. A dor e sensibilidade são apenas sensações musculares nas paredes do coração, causadas por tensão. Um coração doente não registra dor onde você a sente. *A dor de coração propriamente dita não é sentida no coração.*

Quanto a seu coração, é um bom órgão cardíaco, como qualquer outro, que bate mais ou menos como qualquer outro. Simplesmente você tem consciência de suas batidas e presta muita atenção a elas. Tenha a coragem de relaxar-se e analisar essas batidas, para entender que elas também, como as mãos suadas e o estômago embrulhado, são resultado da supersensibilidade de seus nervos descarregadores de adrenalina. Os nervos de seu coração ficaram tão sensibilizados que reagem ao mais ligeiro estímulo. Um barulho repentino pode ser suficiente para fazer seu coração "matraquear" ou, ainda mais intrigante, começar de repente a bater mais depressa sem razão aparente.

Esteja preparado para viver com essas batidas desre- guladas até seus nervos se tomarem menos sensibilizados. Isso acontecerá à medida que você encarar as coisas mais filosoficamente e aceitar as batidas rápidas e os disparos de seu coração como parte de seu programa de recuperação. Você cometeu o erro de pensar que, enquanto seu coração continuasse a bater mais depressa, ainda estaria doente. É possível que passem algumas semanas antes que você deixe de ter consciência da ação rápida, mas depois de aceitá-la, *você ficará cada vez melhor*. Não há botão mágico para acalmar imediatamente seu coração, embora sedativos possam ajudar muito. Você não deve hesitar em deixar que seu médico os receite.

DORES DE CABEÇA

A dor em volta ou no alto da cabeça é causada pela contração dos músculos de seu couro cabeludo como resultado de continuada tensão. Você pode notar como há alívio quando aperta o couro cabeludo ou coloca uma bolsa de água quente no lugar onde dói mais. Isso deve provar-lhe que a causa é local, onde você pode alcançá-la, e não profunda. *Esses sintomas não são de tumor cerebral.*

Como a contração de músculo tenso causa dor, naturalmente se toma pior quando você se preocupa e melhor quando você se relaxa e descarrega tensão. Comprimidos analgésicos ajudam, mas só um pouco. Com a relaxação que se segue à aceitação, a tensão cede e a dor diminui gradualmente. Contudo, essa dor na cabeça, essa "tira de ferro", é o sintoma mais difícil de eliminar, por isso não se desespere se ela resistir durante algum tempo. Asseguro-lhe que com o tempo desaparecerá. A tira mais dura e firme gradualmente cede e desaparece com aceitação.

Mais uma Vez, Verdadeira Aceitação

Certifique-se de que você entende a diferença entre verdadeira aceitação e apenas pensar que está aceitando. Se é capaz de deixar seu estômago embrulhar, suas mãos suarem, seu coração bater rapidamente e sua cabeça doer, sem lhes prestar muita atenção, você está verdadeiramente aceitando. Não importa muito se a princípio você não puder fazer isso calmamente. Pode ser impossível sentir-se calmo nesse estágio. Tudo quanto eu lhe peço como verdadeira aceitação é *estar preparado pra viver e trabalhar com seus sintomas sem lhes dedicar muito respeito.*

O Limitado Poder dos Nervos Descarregadores de Adrenalina

Depois de examinar essas "terríveis sensações", eu quero que você permaneça sentado, concentre-se em cada uma delas por sua vez e tente torná-las piores. Você descobrirá que não é capaz. Aparentemente, *o poder dos nervos descarregadores de adrenalina é limitado.* Você talvez consiga intensificar ligeiramente seu efeito com concentração, mas só ligeiramente. No entanto, durante todo esse tempo, sem percebê-lo, você esteve se encolhendo para não enfrentar esses sintomas diretamente porque, se o fizesse, poderia torná-los pior. Era como se você estivesse olhando de esguelha para eles, cheio de medo.

Deixe-me tranquilizá-lo. Você não pode aumentar seus sintomas enfrentando-os ou mesmo tentando intensificá-los. De fato, você talvez descubra que, quando tenta conscientemente tomá-los piores, eles melhoram. O próprio ato de concentrar-se neles dessa maneira significa que, pelo menos durante algum tempo, você os olha com interesse e não com medo, e mesmo essa folga da tensão pode ter um efeito calmante. *Sintomas só podem ser intensificados por medo e sua resultante tensão, nunca por relaxação, enfrentamento e aceitação.* Você está começando a desconfiar que seus sintomas o enganaram? Sem dúvida nenhuma.

Um estudante cujas sensações eram muito semelhantes às que eu descrevi não conseguia progredir em seu estudo por causa do coração disparado, mãos suadas e estômago embrulhado. Um dia, quando pensava que ia ficar louco a menos que obtivesse alívio, um amigo, ex-soldado, foi visitá-lo. Ele falou ao amigo sobre seus sofrimentos e acrescentou: "Não posso aguentar mais. Fiz tudo o que pude para lutar contra isso e não sei mais pra onde me voltar. Certamente existe um meio de sair deste inferno."

O amigo explicou que, na frente de batalha, muitos soldados tinham os nervos assim até quando percebiam que estavam apenas sendo enganados por eles. Aconselhou o jovem a não se deixar mais enganar por seus nervos, passar flutuando sobre todas as sugestões de auto piedade e medo, e continuar seu trabalho. O estudante viu a luz e, enquanto antes evitava pôr um pé à frente do outro por temor de lesar seu coração, em duas semanas estava escalando montanhas. Isso aconteceu há muitos anos. A pessoa ainda tem sensações semelhantes quando se esforça demais, mas sabe que elas passarão se relaxar-se, aceitá-las e passar por elas flutuando. Aprendeu a viver com seus nervos.

Flutuar

Flutuar é tão importante quanto aceitar e tem efeitos igualmente mágicos. Eu poderia dizer que "flutuar" e não "lutar" deve ser seu lema, porque a verdade é essa.

Permita-me ilustrar mais claramente a significação de flutuar neste sentido. Uma paciente ficou com tanto medo de encontrar gente que não entrou em lojas durante meses. Quando lhe pedi para fazer uma pequena compra, ela disse: "Não posso entrar em uma loja. Eu tentei, mas não posso. Quanto mais me esforço, pior fico. Se me esforço, sinto-me paralisada e não consigo por um pé à frente do outro. Assim, por favor, não me peça para entrar em uma loja."

Falei-lhe que podia ter pouca esperança de conseguir resultados enquanto tentasse forçar-se daquela maneira. Essa era a luta contra a qual eu a prevenira anteriormente. Expliquei que ela devia imaginar que entrava flutuando na loja, não que lutava para caminhar até seu interior. Para tornar isso mais fácil, ela podia imaginar que estava realmente em cima de uma nuvem, flutuando através da porta. Expliquei também que ela podia ajudar-se ainda mais fazendo todo pensamento obstrutivo sair flutuando de sua cabeça, reconhecendo que não era mais que um pensamento e que não precisava deixar-se enganar e dar-lhe atenção.

Quando voltou, estava alegríssima e me disse: "Não me detenha. Ainda estou flutuando. Quer que eu flutue para algum outro lugar?"

É estranho, não é, como uma simples palavra pôde libertar uma mente que estava presa havia meses? A explicação é muito simples. Quando luta, você fica tenso e tensão inibe ação. Quando pensa em *flutuar, você se relaxa e isso ajuda ação.* Essa mulher estava em tal estado de tensão que eu a vi quase derramar lágrimas quando, com mãos trêmulas, tentava encontrar uma chave de automóvel em sua bolsa. Depois que aprendeu a flutuar, um dia, quando se entregava a busca semelhante, ela me disse: "Sinto muito estar tomando seu tempo. As chaves não podem estar muito longe. Já passei flutuando por duas contas, um batom e uma bolsinha. Vou flutuar mais um pouco e encontrá-las." As mãos, antes trêmulas, estavam quase firmes. Ela havia aprendido a passar flutuando pela tensão.

Vi pacientes tão tensos devido a medo continuado que estavam convencidos de não poderem andar, nem levantar os braços para alimentar-se. Um homem assim afetado estava na cama havia semanas. Depois de uma pequena conversa com ele, descobri que era capaz de compreender que a paralisia estava em seus pensamentos e não em seus músculos. Ele aprendeu o truque de libertar seus músculos *flutuando através de pensamentos obstrutivos.* Em poucos dias estava fazendo com que os alimentos flutuassem até sua boca sem ajuda e anunciava que estava pronto para andar.

Isso causou uma agitação na enfermaria. Vários médicos, estudantes e enfermeiras ficaram parados observando. Assim que o paciente se levantou, uma enfermeira, vendo-o cambalear, disse apressada: "Cuidado... Você vai cair."

Descrevendo os acontecimentos posteriormente, o paciente disse que essa sugestão impressionou-o tanto que ele quase caiu ao chão. Mas ouviu uma voz no fundo dizendo: "Flutue, você é capaz. Passe pelo medo flutuando." Acrescentou: "Fui flutuando até o fim da enfermaria e voltei, para espanto meu e de todos os outros."

Pensamentos assustadores como os que eram experimentados por essas duas pessoas podem ser muito persistentes, quase obsessivos, para uma mente cansada e, para algumas pessoas, ajuda imaginar um caminho ao longo do qual possam deixar aqueles pensamentos escaparem, saírem flutuando. (Outro emprego para a palavra "flutuar".) Por exemplo, uma mulher imaginava-os saindo por sua nuca; outra disse que os deixava flutuar ao longo de um canal sobre sua orelha direita, onde o vendeiro guarda seu lápis; ainda outra pensava neles como pequenas bolas que deixava sair de sua cabeça. Isto pode parecer infantil para uma mente forte, capaz de dirigir e descartar pensamentos, mas, para a pessoa esgotada e assustada, não é infantil. Nada que ajude é infantil para ela e essa ideia dá resultados.

Inatividade Perfeita

Inatividade perfeita é outra maneira de descrever a ação de flutuar. Significa abandonar a luta, deixar de aguentar firme tentando controlar seu medo, tentando "fazer alguma coisa contra aquilo", ao mesmo tempo que se submete a constante auto-análise. Significa não tentar mais sair do colapso pelo seu próprio caminho, enfrentando cada obstáculo, como se fosse um desafio que precisa ser vencido antes que se torne possível a recuperação. Significa contornar a luta, caminharem volta da montanha, não sobre ela, flutuar e deixar o tempo passar.

A pessoa mediana, que luta tensamente, tem aversão inata a praticar inatividade perfeita e deixar as coisas correrem. Pensa vagamente que, se o fizesse, perderia o controle sobre o último vestígio de sua força de vontade e suas coisas ruiriam. Como disse um jovem: "Eu sinto que preciso ficar de guarda. Se deixasse as coisas correrem, certamente algo arrebentaria. É absolutamente necessário que eu mantenha o controle e aguente firme." Quando era obrigado a falar com estranhos, enterrava as unhas nas palmas da mão, enquanto tentava controlar seu corpo trêmulo e ocultar seu estado de tensão nervosa. Olhava o relógio ansiosamente, perguntando a si próprio por quanto tempo mais conseguiria manter esse disfarce sem se desmanchar.

Afrouxando Sua Atitude

É especialmente para essas pessoas tensas, controladas, que roem unhas, que eu digo: "Pratique inatividade perfeita e deixe as coisas correrem." Se seu corpo treme, *deixe-o tremer.* Não se sinta obrigado a fazê-lo parar. Não tente ser normal. Nem mesmo tente relaxar-se. Simplesmente deixe a ideia de relaxação estar em sua mente, em sua atitude para com seu corpo. Afrouxe sua atitude. Em outras palavras, *não se preocupe porque está tenso e não consegue relaxar-se.* O próprio ato de estar preparado para aceitar sua tensão relaxa sua mente e a relaxação do corpo segue-se gradualmente. *Você não precisa esforçar-se para obter relaxação. Precisa esperar por ela.* Quando um paciente diz: "Tentei o dia inteiro ficar relaxado", certamente ele teve um dia de esforço, não de relaxação. *Deixe seu corpo encontrar seu próprio nível sem controlá-lo e dirigi-lo.* Creia-me, se fizer isso, você não se desmanchará. Não abandonará o verdadeiro controle sobre si próprio. Você subirá flutuando das profundezas do desespero até a superfície.

O alívio de afrouxar seu tenso domínio sobre si próprio, de abandonar a luta e reconhecer que não existe batalha a travar, exceto a que você próprio cria, pode trazer uma calma que você esqueceu que existia dentro de si. Em seu tenso esforço para controlar-se, você tem descarregado cada vez mais adrenalina e excitado seus órgãos de modo a produzirem as próprias sensações de que você estava tentando escapar.

Passe flutuando pela tensão e pelo medo.

Passe flutuando por sugestões indesejáveis.

Flutue, não lute.

Aceite e deixe o tempo passar.

7

Cura de Ataques Nervosos Recorrentes

Consideremos agora os sintomas de colapso que podem ocorrer em ataques — espasmos de pânico, palpitações, coração batendo devagar, coração que "para de bater", tremores, incapacidade de respirar fundo, "caroço na garganta", tontura, náusea, vômito. Depressão e insônia são partes tão importantes do colapso nervoso causado por problema, pesar, culpa ou vergonha, que para evitar repetição eu deixarei sua discussão para depois de ter descrito este segundo tipo de colapso.

ESPASMOS PÂNICOS

Como já foi mencionado, medo pode produzir um estado de constante tensão ou pode assumir a forma de espasmos pânicos intensos e recorrentes, que começam no meio do corpo, exatamente abaixo do esterno, e parecem estender-se, como uma chama viva, a todo o corpo, passando pelo peito, subindo pela espinha, entrando no rosto, descendo pelos braços e descendo ainda mais pelas virilhas até as pontas dos dedos dos pés.

Se sofre desses espasmos, você achará provavelmente que, embora tivesse certo controle sobre eles no começo de seu colapso, parece agora ter perdido o controle e vive no constante temor deles. Seu sistema nervoso tomou-se tão sensibilizado a eles que os descarrega instantânea e rapidamente à mais ligeira provocação. Nesse estado sensibilizado, você permanece tenso, com uma apreensão que ajuda a aumentar a frequência e a intensidade dos espasmos. Está vendo o círculo vicioso em que você se colocou?

O tratamento já oferecido para curar os sintomas de medo continuado curará também esses espasmos de medo agudo. *Você os enfrenta, analisa e tenta compreendê-los, aprendendo como viver com eles temporariamente, deixando o tempo passar para trazer recuperação.* No passado, assim que sentia uma onda de pânico aproximar-se, você tentava controlá-la e impedir que ela chegasse ou fugia dela e tentava esquecê-la o mais depressa possível. Dessa maneira, vivia sob constante temor, preparando um campo de batalha para cada espasmo que se aproximava. Agora, assim como você examinou e descreveu seu estômago embrulhado e suas mãos suadas, na próxima ocasião em que entrar em pânico quero que você examine essa sensação, sem fugir dela, descrevendo-a para si próprio à medida que ela passa por você.

Você descobrirá que o medo *fere mais forte quando fere pela primeira vez.* Que, se relaxar-se, aguentar firme e deixá-lo passar, ele diminuirá e desaparecerá. Depois de aprender o truque de relaxar-se e deixar a onda de medo passar até o fim, *sem acrescentar pânico e tensão ao medo ou sem tentar detê-lo controlando-o, você começará a perder seu medo do medo.* Provavelmente ficará surpreendido ao perceber que uma sensação quente em seu estômago, uma sensação ardente em sua espinha, formigamento em suas mãos e latejamento em suas têmporas conseguiram despertar tal terror em você. *Você foi aterrorizado por nada mais do que uma sensação física.* Analisando o medo dessa maneira e vendo-o como uma sensação física que se ajusta a um padrão determinado e desaparece quando há aceitação e relaxação, VOCÊ DESMASCARA O MEDO E COM ELE SEU PRÓPRIO COLAPSO, DESCOBRINDO QUE SÓ RESTA UM BICHO-PAPÃO.

Outras Maneiras de Vencer o Medo

Há outras maneiras de vencer o medo além de analisá-lo e desmascará-lo, e alguns médicos tiveram a experiência de observar um paciente inventando seu próprio método. Alguns descobrem a causa do medo e tentam vencê-la e controlá-la, acreditando que removida a causa o medo desaparece. Por exemplo, uma mulher, aterrorizada pelas palpitações por temor de morrer durante um ataque, conseguiu de tal maneira perder o medo da morte que perdeu o medo das palpitações. Não sugiro que você empregue tal método para este tipo de colapso, porque são muito numerosos os casos em que a pessoa dá excessiva importância a coisas insignificantes e em que só vence uma dificuldade para descobrir uma dúzia em seu lugar. Neste estágio, eu prefiro atacar o próprio medo.

Por exemplo, a sra. G. tinha medo de caminhar pela rua para fazer compras. Quando analisou por que tinha medo, descobriu muitos obstáculos que causavam medo, entre os quais passar pela cabina telefônica onde desmaiara uma vez, encontrar-se com o vizinho que tinha os olhos brilhantes, esperar ser servida no açougue, e assim por diante. A lista era longa. Descobrir por que temia cada obstáculo teria sido por si só um programa de pesquisa. O bom senso revoltava-se contra a ideia. Seria mais satisfatório descobrir uma abordagem comum para enfrentar cada obstáculo encontrado na caminhada pela rua. Desmascarar o medo é essa abordagem. Não tendo mais medo da sensação física, a sra. G. é capaz de passar flutuando pela cabina telefônica, cruzar com o vizinho de olhos brilhantes e até mesmo entrar no açougue.

Embora esse método seja excelente paramedos pequenos, medos grandes precisam de fato ser atacados em sua origem, caso contrário desmascarar o medo é apenas

contornar a questão. Por medo grande, quero dizer um medo suficientemente grande para ter causado origi- nariamente o colapso e estar agora interferindo na recuperação. Reservei o exame desse paciente para outro capítulo e interessei-me aqui exclusivamente pela pessoa com medos pequenos, cujo principal problema é apenas como escapar das sensações físicas do próprio medo.

Sedação Contínua

Quando eu o aconselho a enfrentar espasmos de medo analisando-os, compreendendo-os e aceitando-os, não quero que você pense que subestimo a gravidade deles. Sei como podem ser intensos e sei que parecem vir inesperadamente e estar fora de controle. É possível que, mesmo com a ajuda de sedação diária e com a melhor intenção e determinação de aceitá-los, você se encontre exausto demais para isso. E como se sua mente estivesse pronta para aceitá-los, mas seu corpo estivesse tão cansado que você não conseguisse fazê-lo aceitar.

Se está assim, você precisa de completo repouso sob a forma de sono contínuo durante alguns dias. Isto se consegue por meio de sedação supervisionada, que eu chamo "sedação contínua". Parece horrível para alguns pacientes, que recuam diante de tal ideia. Eles se imaginam perdidos fora do mundo por alguns dias em estado de coma, como um homem hipnotizado. Não é nada disso. Seu médico, e ninguém mais, receita um sedativo para assegurar o sono durante a noite. Depois de despertar na manhã seguinte, você toma banho e come seu desjejum como de hábito. Em seguida, toma outra dose de sedativo para dormir mais. Depois do almoço, é possível que você durma sem sedativo. Se não dormir toma mais uma dose. Este regime continua por alguns dias ou mesmo algumas semanas, se necessário.

Lembre-se, se precisar de sedativos, mesmo em pequenas doses, você deve deixar seu médico receitá-los e supervisionar a dosagem. Não os compre sem receita na drogaria ou na farmácia. Alguns deles têm perigosos efeitos secundários dos quais o farmacêutico pode não ter conhecimento.

Você não precisa ter medo de ficar viciado com sedação supervisionada. Quando está bem, você não precisa de sedação. Pessoas que sofreram colapso nervoso parecem encontrar particular prazer em deixar de tomar sedativos assim que possível. Tentam livrar-se deles cedo demais. Quantas vezes eu fui saudada com a triunfante expressão: "Só um comprimido ontem à noite, doutora."

Sedação é particularmente necessária se você não consegue dormir, porque o sono é um excelente remédio. Contudo, o sono tem mais valor quando acompanhado de paz de espírito. Se aceitou as sensações estranhas e não procura mais fugir delas, você encontrará um pouco de paz. O sono agora será uma dádiva. Mas o sono é menos útil para a pessoa que continua com medo e tenta fugir mentalmente. Todavia, mesmo neste caso o sono tem certo poder restaurador e nós contamos com isto quando recomendamos sedação a uma pessoa particularmente aflita e exausta.

PALPITAÇÕES

Este ataque breve de batidas cardíacas alarmantemente rápidas pode ocorrer, e muitas vezes ocorre, quando você está pegando no sono ou pode mesmo acordá-lo após ter adormecido. Não se levante em pânico. Quanto mais pânico, mais adrenalina é descarregada por seus nervos e mais rápido seu coração bate.

Embora você possa pensar: "Ah, gostaria que o médico pudesse tomar meu pulso agora! Meu coração está realmente disparado!", eu ainda desconfio que, se você próprio tomar seu pulso, verá que o ritmo não é de muito mais que cento e vinte batidas por minuto. Mesmo que seja, não tem importância. Um coração sadio pode suportar um ritmo de mais de duzentas batidas por minuto durante muitas horas ou mesmo dias, sem indícios de lesão.

Além disso, embora você possa pensar que sente as batidas do coração na garganta e tenha certeza de que ele explodirá a qualquer momento, asseguro-lhe que isso não acontecerá. A sensação de que o coração está estourando não é mais do que a pulsação extraordinariamente forte das principais artérias de seu pescoço. Seu coração está muito longe da garganta. Se pudesse ver como seu músculo cardíaco é grosso e compreender como ele é forte, você perderia todo medo de que ele estoure ou seja danificado pelas palpitações.

Por isso, relaxe-se o mais que puder (ver "Como relaxar-se", Cap. 15), respire fundo, aspirando e expirando devagar, e deixe seu coração disparar até que resolva diminuir seu ritmo, lembrando-se que é um bom coração, apenas temporariamente superestimulado, e que tal estimulação não o prejudicará e logo cessará. Se o ataque é prolongado, tem muita importância? Quando compreende as palpitações, elas são muito terríveis? Se necessário, você pode acalmar-se falando com alguém ou levantando-se e bebendo um copo de leite. Andar de um lado para outro não prejudicará seu coração mesmo que esteja palpitando. Se preferir permanecer na cama, permaneça, mas fique deitado o mais relaxado possível e deixe seu coração disparar, *sem procurar fugir disso.* Se agir assim, qualquer noite destas você será surpreendido pegando no sono no meio de um ataque.

À medida que a aceitação acalme seus nervos, os ataques serão menos frequentes, até não ocorrerem mais. Há muitos anos, quando estudava, sob tensão, eu às vezes tinha palpitações. Desde então não tive mais nenhum ataque. Vê como eu teria sido tola se ficasse agitada por causa delas? Meu coração serviu-me bem durante os trinta anos transcorridos desde então.

CORAÇÃO BATENDO DEVAGAR

Pode ser que, em lugar de bater muito depressa, seu coração às vezes bata muito devagar e você sinta que vai desmaiar, quando fica certo de que ele vai parar de bater completamente. Nesse ataque, você pode sentir-se paralisado, incapaz de mover-se. Isso é o que se chama ataque vasovagal, causado pela superestimulação de um nervo parassimpático, o vago. Você deve estar lembrado de que os nervos parassimpáticos mantêm sob controle os nervos que descarregam adrenalina. Nesses ataques, eles contêm demais os nervos que descarregam adrenalina e o coração cai para um ritmo desconfortável.

Ataques vasovagais são mais raros do que palpitações, mas são igualmente perturbadores, se você não os compreende. Lembre-se que esse ataque é também resultado de *excessiva estimulação nervosa. Seu coração não está doente. O ataque não prejudica seu coração.* Você se preocupando menos, a tensão diminui e o ataque gradualmente passa. Mesmo depois de aparente recuperação, você pode ter um desses ataques de vez em quando. Não se deixe desorientar por eles. Com compreensão e aceitação, eles parecem menos formidáveis. Se necessário, seu médico pode receitar medicamentos para controlá-los. Consulte seu médico se for conveniente. É bom fazer cessar esses ataques rapidamente, pois podem ser extenuantes, ainda que não sejam realmente nocivos. Embora recomende aceitação, eu não sou a favor de tolerância estóica.

FALHA NAS BATIDAS CARDÍACAS

Um coração nervosamente cansado, um coração estimulado por excesso de álcool, nicotina ou cafeína (café, chá) às vezes "falha" em suas batidas. O paciente descreve isso como "falha nas batidas", embora não exista falha alguma. Acontece apenas que as batidas do coração são espaçadas desigualmente. O paciente sente-se como se seu coração tivesse virado e experimenta uma sensação de coceira na garganta. Pode tossir e ficar parado, esperando o que vai acontecer em seguida.

"Falhas nas batidas" não são perigosas e seu coração não vai parar por causa delas. São incômodas, mas isso é tudo. *Exercício acaba com elas.* Por isso, não se atemorize a ponto de ficar de cama. A maioria das pessoas de mais de quarenta anos tem "falhas nas batidas cardíacas" de vez em quando. Muitas pessoas mais jovens também as têm. *Essas "falhas" não têm importância.*

TREMEDEIRAS

Algumas pessoas têm momentos de fraqueza que não são palpitações, nem batidas mais rápidas do coração. Referem-se a elas como "tremedeiras" e descrevem como suas pernas de repente ficam fracas e tremem, enquanto seu corpo se cobre de um suor viscoso. Não desmaiam realmente, embora possam pensar que sim. Com repouso, o ataque passa gradualmente. São os chamados ataques hipoglicêmicos, significando isso apenas que "não há açúcar suficiente no sangue". Em outras palavras, o motor está falhando por falta de combustível.

Ataques glicêmicos ocorrem especialmente em pessoas tensas que usam seu suprimento de energia mais depressa do que podem renová-lo. O ataque geralmente ocorre antes das refeições e é quase inofensivo. Para fazê-lo cessar basta repouso, pois então o fígado descarrega açúcar na circulação sanguínea. Comer alguma coisa doce ajuda a fazer passar o ataque rapidamente. É uma boa ideia ter alguns doces à mão. Esses ataques não ocorrem apenas em pessoas com colapso cardíaco. Atingem também muitas pessoas enérgicas e sadias.

INCAPACIDADE DE RESPIRAR FUNDO

Assim como tensão causa espasmo e dor nos músculos do couro cabeludo, causa também espasmo nos músculos do peito e do pulmão, levando o paciente a queixar-se de que não consegue expandir seu peito suficientemente para respirar fundo. O paciente pode andar de um lado para outro na casa suspirando até algum parente exasperado dizer: "Por favor, pare com essas lamentações."

O efeito desses espasmos é temporário e cessa com o alívio da tensão. Não prejudica seu pulmão. Seu pulmão não está doente. Você sempre terá ar suficiente, embora às vezes não tão livremente quanto desejaria.

Essa respiração rasa pode ser agravada por excesso de aspiração, no esforço para compensar a falta de ar, e levar mais ar aos pulmões. Aspirações excessivas e rápidas consomem muito dióxido de carbono dos pulmões, fazendo com que o paciente sinta tontura e suas mãos, afetadas por formigamento, tenham talvez um espasmo que leva a contração tetânica. (Os dedos endurecem e a mão se dobra no punho.) Tudo isto é alarmante para o paciente e sua família, mas tem tão pouca importância que para resolver o problema basta expirar em um saco de papel e aspirar novamente o mesmo ar, embora esse seja um final indigno para um desempenho tão espetacular.

"CAROÇO NA GARGANTA"

Algumas pessoas nervosas queixam-se de que sentem uma constante pressão na garganta ou que têm um "caroço parado na garganta", que tentam constantemente deslocar engolindo ar. Alguns dizem que sua garganta parece "inchada por dentro". Esses pacientes estão convencidos de que têm alguma coisa grave, até mesmo câncer. Mais uma vez estamos lidando simplesmente com um espasmo muscular de origem nervosa. Chamamos isso de *globus hystericus,* o que significa caroço histérico. Ele também desaparece com relaxação e aceitação, embora durante algum tempo possa agravar-se tanto que a pessoa afetada acha difícil acreditar que uma sensação de pressão tão definida seja apenas um espasmo. Nem sempre é fácil convencer o paciente sobre a origem nervosa de seu "caroço" e ele só se tranquiliza após o médico ter feito um exame completo de sua garganta.

Tontura pode ser uni fenômeno muito perturbador. Para nós, a estabilidade de nosso mundo depende muito de vê-lo como estamos acostumados. Ter de repente a impressão de que os móveis estão virando no aposento pode de fato ser uma experiência alarmante.

A tontura tem dois tipos principais. Em um deles, os objetos que conhecemos como estacionários podem dar a impressão de mover-se; no outro, nós podemos simplesmente nos sentir instáveis, tontos. Nosso equilíbrio é geralmente mantido por uma coordenação tão complexa entre olhos, ouvidos e músculos dos olhos e do pescoço, que o mais ligeiro desvio do normal pode fazer-nos balançar e sentir tontura. Assim, você deve compreender que tontura pode ser um visitante inicial de um sistema nervoso fatigado, embora sem importância, pois ocorre apenas em breves ataques e desaparece rapidamente com a recuperação da calma e a cessação da fadiga.

Considerando que alguns pequenos defeitos físicos podem causar tontura, como um pedaço de cera entalado no tímpano ou um bloqueio na trompa de Eustáquio (a trompa que liga o ouvido à garganta), é bom ter a garantia de seu médico de que sua tontura é devida apenas a "nervos". Tontura é geralmente o tipo mais leve.

NÁUSEA E VÔMITO

Comer pode ser um problema. Você provavelmente perdeu peso e se sente nauseado à vista de comida. Talvez tenha ataques de vômito. Uma mistura de genciana antes das refeições pode ajudar, mas a melhor ajuda é a firme determinação de fazer a comida descer e ficar lá dentro, aconteça o que acontecer. Se a puser para fora, espere um pouco, coma outra porção e tente de novo. Aceite até mesmo isso.

Não cometa o erro de pensar que, por sentir-se nauseado e estar sob tensão, seu alimento lhe faz pouco bem e por isso você não precisa comer muito. Desde que você engula, a comida o nutrirá embora possa levar mais tempo do que o normal para ser digerida. Má nutrição e anemia podem causar sintomas como os seus, *por isso você deve comer o suficiente.*

Se você comeu mal durante semanas, seu estômago talvez no começo seja incapaz de conter uma refeição de tamanho normal. Nesse caso, faça pequenas refeições com frequência. Beba bastante leite. Tome também uma dose diária de vitaminas, mas só a quantidade receitada por um médico. Vitamina demais pode ser tão perigosa quanto vitamina de menos.

Portanto, por mais nauseado que você se sinta, mostre-se decidido a fazer a comida descer. Isso pode levar tempo, mas você conseguirá.

PERDA DE PESO: FUJA DA BALANÇA

Se está praticando aceitar e deixar o tempo passar, e está comendo suas refeições, especialmente aquele restinho que você não queria mais, *seu peso não tem importância.* Pessoas com colapso nervoso dão uma significação desnecessária a perda de peso. Observam seus ossos ressaltarem com crescente alarma, imaginando até quando o processo de emagrecimento pode continuar sem que elas se desmanchem completamente. Aferram-se às balanças de banheiro, com os olhos grudados no mostrador, sacudindo-as para ver se conseguem mais alguns gramas. *Cubra suas balanças e resista à tentação de subir sobre elas até estar tão gordo a ponto de achar que é tempo de fazer dieta.*

É interessante observar o efeito direto, embora temporário, do estresse emocional sobre o apetite. Eu vi uma pessoa aflita ter ânsia de vômito à vista de comida e devorá-la vorazmente uma hora mais tarde, depois de receber boas notícias.

O corpo emagrecido pelo medo não está doente e espera recuperar o peso perdido tão logo você forneça comida para ele. Por isso não dê importância à sua aparência abatida, a seu "pobre corpo magro". *Coma e esqueça as balanças.* Mesmo que algum jovial amigo diga: "Santo Deus, você está mais magro do que nunca!" Continue resistindo à tentação de subir na balança.

Nenhum Dano Permanente

De fato, quando seu vizinho olha-o com piedade e diz: "Você está com uma aparência horrível", lembre-se que, por mais doente que pareça agora, dentro de algumas semanas o mesmo vizinho poderá estar dizendo: "Você parece diferente!" *Você pode recuperar-se completamente de seu colapso nervoso.* Não ficará com o coração danificado, apesar das dores que talvez sinta agora naquela região.

NENHUM SINTOMA NOVO PODE SURGIR

Pode ser um consolo para você saber que a ação da adrenalina é sempre restrita a alguns órgãos e assim precisa sempre seguir o mesmo padrão. Não lhe está mais reservada nenhuma surpresa. *Este pensamento conforta muitas pessoas porque a apreensão sobre o que pode vir em seguida é uma grande parte de seu colapso.* Além dos sintomas já descritos, nenhum novo sintoma de alguma significação pode surgir.

Se você tem apenas alguns dos sintomas mencionados, não pense logo que vai necessariamente experimentar todos os outros. É incomum ter todos os sintomas. Cada um de nós tem algumas partes do corpo mais sensíveis do que o resto e que, por isso, reagem mais prontamente à estimulação pela adrenalina. Se você não teve náusea e não vomitou, é porque seu estômago é suficientemente forte para resistir a tensão. Ele continuará sendo assim. Sabemos todos que, quando perturbados, certas pessoas tendem a ter ânsia de vômito, outras a correr para o banheiro, enquanto outras simplesmente sentem o estômago embrulhado. E raro encontrar quem tenha as três coisas.

Seu padrão particular provavelmente agora já se declarou, de maneira que você pode ser confortado pela ideia de que já passou pelo pior.

8
Voltando a Ser Você

Tendo enfrentado e aceitado as perturbadoras sensações de colapso, sua próxima pergunta será: "Quando voltarei a ser eu mesmo?" Ora, é quase certo que, apesar da nova maneira de encarar sua doença, seus sintomas continuarão a voltar por algum tempo — talvez, a princípio, tão agudamente quanto antes de ter lido este livro. Você compreenderá isso quando reconhecer que seus nervos descarregadores de adrenalina continuarão cansados e sensibilizados por algumas semanas, apesar do novo tratamento.

Muitas vezes constato que, depois de falar pela primeira vez a um paciente com colapso nervoso, ele deixa o consultório entusiasmado e convencido de que está curado, certo de que finalmente encontrou a varinha mágica. Mas alguns dias depois volta decepcionado e deprimido, apesar de ter sido avisado de que isso poderia acontecer. Explico de novo que seus nervos precisam de mais tempo para reagir ao novo tratamento, que ele é como um atleta em uma corrida que, tendo atingido a meta e vencido a competição, precisa continuar a correr mais alguns metros antes de parar. Quando finalmente compreendem e aceitam isso, essas pessoas se animam. Compreensão e disposição de deixar passar mais tempo finalmente fazem o milagre.

Calma aceitação, *apesar de recuperação retardada,* é sua *meta.* Contudo, embora compreenda e tente aceitar calmamente, a princípio você talvez ache muito difícil ter calma aceitação. Não fique decepcionado. No começo, basta você dirigir seus pensamentos para aceitação. Calma aceitação se seguirá com o tempo.

É possível também que, embora não queira ter medo, você ainda sinta medo. Mesmo assim não se desencoraje. *Se foi capaz de compreender o que eu lhe ensinei,* você já deu o primeiro passo para a recuperação. *Basta neste estágio que você queira não ter medo.* Se decidir em sua mente *aceitar as estranhas sensações, embora ainda com medo delas,* você perderá gradualmente seu medo, porque a decisão de aceitar descarrega certa tensão e assim reduz a intensidade de seus sintomas. Isto traz um pouco de esperança e você começa a adquirir confiança na recuperação. A perda completa do medo virá oportunamente.

Não pense que eu espero que você faça tudo isso sem a ajuda de sedação. Duas ou três doses diárias de sedativos podem atuar como amortecedores de choque para seus nervos e são geralmente receitadas. Mas é necessário descobrir a dose que ajude a tranquilizá-lo, sem tomá-lo deprimido ou letárgico. Você precisa da ajuda de um médico para escolher o tipo e dose de sedativo. Contudo, não insista em tomar a dose receitada se ela parecer forte demais. Use seu bom senso. Às vezes é difícil selecionar com exatidão a dose adequada a determinada pessoa. Tente fazer isso. Não hesite em diminuir sua dose se desejar. Todavia, não aumente a dose sem o consentimento de seu médico.

Mantenha-se Ocupado

É essencial que você se mantenha ocupado enquanto espera a cura. Contudo, devo adverti-lo contra *a procura febril de ocupações para esquecer-se.* Isso é fugir do medo e você não pode fugir do medo. Quero que você fique ocupado enquanto enfrenta seus sintomas e aceite a possibilidade deles voltarem de tempos a tempos durante a recuperação. Há um mundo de diferença entre essas duas abordagens. É como se você parasse em sua febril corrida, relaxasse e caminhasse mais calmamente, pensando consigo mesmo: "Muito bem. Vamos deixar que as sensações venham. Fugir não as evitará. Mas se eu aceitá-las, elas gradualmente se acalmarão. Enquanto isso, conservarei minha mente ocupada com trabalho, para que não precise pensar nelas desnecessariamente."

Recuperação Rápida

Certa vez escrevi a uma amiga internada em um sanatório aconselhando-a como recuperar-se de seu colapso nervoso. Alguns meses depois uma estranha telefonou para agradecer-me pela carta, que minha amiga lhe mostrara. Essa mulher disse que sabia estar curada antes de acabar de ler a carta e foi capaz de deixar o hospital alguns dias depois. Disse que então, quatro meses depois, continuava curada e confiante em que não teria recaída.

Uma recuperação assim rápida é possível e, quando eu digo que você pode continuar a sentir medo e persistência dos sintomas por algum tempo, devendo estar preparado para deixar passar mais tempo, não me interprete mal e não pense que eu quero dizer que toda recuperação de colapso é um processo demorado. A recuperação pode ser, como foi ilustrado, dramaticamente rápida. Eu apenas advirto-o de que a recuperação pode não ser tão rápida quanto você espera, para que você não fique desnecessariamente decepcionado. "Deixar passar mais tempo" nada mais significa do que ser paciente por mais algum tempo, mas foi de propósito que não lhe pedi diretamente para ter paciência, porque a ideia de ser paciente pode parecer uma impossibilidade para uma pessoa com nervos altamente tensos. Por essa razão, escolhi a frase, "deixe passar mais tempo". A diferença é sutil, mas importante. Embora esteja preparada para deixar passar mais tempo, a pessoa talvez pense que não seria capaz de aceitar conselho para ser paciente. O próprio som da palavra é exasperante.

Recuperação Gradual

O esgotamento físico pôde retardar a recuperação, mas, mesmo aqui, com boa alimentação e paz de espírito, dois ou três meses são geralmente o suficiente para recuperar uma pessoa de um colapso nervoso de certa gravidade, desde que ela não tenha muitos recuos. Cada paciente recupera-se em seu próprio ritmo e este depende da rapidez do retorno da confiança e paz de espírito. *A força de um membro pode depender da confiança com que ele é usado.* Quando você compreende que pensamento errado pode paralisar algumas pessoas e fazer com que permaneçam de cama, compreenderá como pensamento hesitante e tímido pode encorajar fraqueza. A confiança que retoma e a força física caminham de mãos dadas.

A sra. L. frequentou semanalmente durante três anos um ginásio, onde os instrutores interessados no tratamento de distúrbios nervosos funcionais estavam tão ansiosos para que seus clientes não exigissem demais de sua força física e tão insistentes em que a recuperação devia ser gradual, que essa mulher, depois de três anos, tinha pouca confiança em sua força e estava disposta a esperar ainda mais tempo para que ela voltasse contipletamente.

Depois que lhe mostrerque seu verdadeiro mal era falta de confiança e não fraqueza muscular, e expliquei que devia libertar-se do pensamento de paralisia e usar seus músculos para fortalecê-los, ela se surpreendeu com o que pôde fazer em poucos dias. Disse depois: "Estou espantada. Eu só pensava que não era capaz de fazer essas coisas. Não parece possível que pensamento errado pudesse conservar-me tão fraca, mas podia." Recebi dela recentemente um cartão em que dizia: "Ainda estou usando a chave dourada que você me deu."

Não fique olhando o calendário e vendo o tempo de sua recuperação.

Deixe o tempo passar, o mínimo que for necessário.

Deixe que o ritmo de sua recuperação cuide de si próprio.

Interesse-se apenas pela perda de medo e pelo uso de seus músculos.

Nunca Mais Completamente Dominado

Às vezes, quando você pensa que está curado, os velhos medos e sensações estranhas podem atacá-lo novamente, com tanta intensidade quanto no começo. Não fique desanimado. Não é estranho que isso aconteça. A memória está vívida e as cicatrizes frescas. Além disso, você talvez tenha ido em busca dessas sensações, para provar-se, pensando que é bom demais ser verdade que você está livre de todas aquelas malditas coisas. Vá em frente. Você não poderá ser prejudicado. O que curou no passado continuará a curá-lo, apesar dos recuos. Por isso aceite cada recuo calmamente e deixe passar mais tempo.

Depois que você desmascarou o espantalho dos "nervos", ele não poderá mais amedrontá-lo completamente. Haverá sempre aquele núcleo interior de confiança e força para ajudá-lo a passar flutuando sobre o medo. E como essa confiança nasceu de sua própria experiência, você nunca a perderá completamente. VOCÊ PODE FALHAR, MAS NUNCA MAIS SERÁ COMPLETAMENTE DOMINADO.

À medida que perca seu medo e recupere confiança, você perderá o interesse por sua sensação. Começará a esque- cer-se por momentos e depois por horas em seguida. Interesses externos o atrairão. Você voltará ao mundo de outras pessoas. Você será novamente você.

O Padrão de Recuperação

Você se recupera, portanto, *enfrentando, aceitando, flutuando e deixando o tempo passar.* Está começando a saber de cor esse padrão? Espero que sim, porque quero que você o saiba tão bem a ponto de fazer dele parte de si próprio. Quero que o compreenda tão perfeitamente a ponto de seus pensamentos voarem para ele quando estiver em dúvida ou dificuldade. Ele nunca lhe falhará, se aplicá-lo corretamente.

9

Doença Nervosa Complicada por Problemas, Pesar, Culpa ou Vergonha

As pessoas que sofriam do tipo de colapso descrito nos capítulos anteriores não tinham um grande problema com que preocupar-se, a não ser o de encontrar um meio de fuga das sensações físicas causadas por seus nervos super- sensibilizados. Todavia, há numerosas pessoas cujo colapso é provocado por problemas aparentemente insolúveis, profundo pesar, angustiante culpa ou vergonha. As sensações físicas de colapso são apenas parte de sua doença e o paciente está muitas vezes tão envolvido com a causa do colapso que presta pouca atenção a essas sensações físicas até elas estarem bem estabelecidas. Esse colapso é mais complicado do que a neurose de ansiedade mais -simples, embora os dois tipos tenham muito em comum e seja às vezes impossível traçar uma linha clara entre eles.

PROBLEMA

Um problema aparentemente insolúvel, com os conflitos que pode trazer, é a causa mais comum de colapso nervoso complicado. Um problema suficientemente sério para iniciar um colapso faz o paciente recuar quando pensa nele. Às vezes, a própria delicadeza de sua sensibilidade, seu próprio respeito por honra ou seus sentimentos de obrigação e dever impedem-no de fazer uma acomodação que outra pessoa menos escrupulosa faria. A maioria de nós, quando tem um problema perturbador, foge dele a princípio, mas finalmente o resolve ou faz uma acomodação, se necessário. A pessoa em perigo de colapso pensa cada vez mais nos aspectos insuportáveis do problema e não encontra solução.

Seja qual for o problema, se for suficientemente grave para causar colapso, ele alarma tanto a pessoa que, de tempos a tempos, quando pensa nele, ela entra em pânico. Depois de algum tempo começa a sentir a pressão física de medo contínuo e tensão, suas mãos suam, há náusea e seu coração bate forte. A princípio essas sensações ocorrem principalmente quando a pessoa pensa em seu problema ou em alguma coisa relacionada com ele, de modo que o problema gradualmente se torna intolerável, acompanhado como é por sensações físicas tão perturbadoras.

O dia da pessoa passa a ser colorido por sua "tragédia". Ela pode esquecê-la por alguns momentos e ser feliz, mas no meio de sua felicidade de repente se lembrará e seu coração afundará como chumbo. Sente-se como um homem afogando-se, que, toda vez que sobe à superfície para respirar um pouco de ar, é sugado de novo para dentro da água. Pode continuar assim durante semanas, mesmo meses, tentando trabalhar, mas gradualmente perde toda a alegria de viver. Finalmente seu trabalho sofre. Sua aparência piora e seus colegas de serviço notam seu ar estranho.

O processo pode ser gradual. Contudo, a pessoa pode afundar muito rapidamente, mantendo seu problema diante dos olhos o dia inteiro e tendo um espasmo depois do outro. Seja a queda lenta ou rápida, o padrão é muito semelhante. Quanto mais pensa em seu problema, mais atemorizado a pessoa fica. O que é mais alarmante, seus espasmos de medo tornam-se cada vez mais intensos e podem ser disparados pelo mais ligeiro impulso.

O paciente fica desorientado. Não pode compreender o que aconteceu e sua desorientação é aumentada por sua vulnerabilidade ao sofrimento. Qualquer coisa, às vezes apenas remotamente ligada a seu problema, pode fazê-lo entrarem pânico, de modo que ele tem medo até mesmo de olhar um jornal.

Reação Exagerada à Tensão

Não apenas a pessoa é vulnerável ao medo que seu problema inspira, mas sua reação a qualquer tensão torna-se cada vez mais exagerada, aumentando sua desorientação. A tensão de esperar é insuportável. Parece que seu cérebro vai rachar. A tensão de preocupação toma-se verdadeira dor em sua cabeça, mais do que uma dor de cabeça comum. E uma dor cortante, insistente, forte, que nada parece aliviar. Se é obrigada a fazer alguma coisa de que não gosta, a pessoa pode ser arrastada por tal tempestade de protesto emocional doloroso que fica paralisado diante dele. E como se toma vulnerável ao sofrimento de outras pessoas! Uma cena que para nós seria apenas triste, para ela parece trágica. Acontecimentos comuns ficam carregados de enervante pungência. A maioria de nós fica perturbada mais facilmente quando está cansada: se aumentarmos isso muitas vezes, teremos um vislumbre do sofrimento experimentado em tal colapso e poderemos apreciar como isso pode ser desorientador.

Essa pessoa fica também sensibilizada para sua imaginária inutilidade e toda culpa enterrada em seu subconsciente levanta agora sua feia cabeça. Todos nós temos em repouso alguma culpa racionalizada. A pessoa com colapso nervoso tem pouca esperança de manter culpa racionalizada ou submersa. Assim que um fantasma levanta a cabeça e desaparece, outro aparece.

Esse paciente apresenta uma longa lista de sofrimento de culpa, que o médico faz o possível para afastar, mas recebe uma lista completamente nova na consulta seguinte. Culpa pode realmente ser um inferno para a pessoa com consciência supersensibilizada. A culpa raramente é tão grande quanto o paciente imagina. Ele perde a capacidade de mantê-la em proporção, porque suas reações emocionais à lembrança dela são excessivamente exageradas. Sua vida para ele pode parecer toda culpada.

Exaustão

Com o passar do tempo, o paciente começa a cansar-se. Nada é mais extenuante do que contínua tensão emocional. A princípio, ele podia sobreviver a muita cogitação, mesmo durante meses, mas gradualmente sua mente e suas emoções ficam fatigadas. Ele tem pensado quase todo minuto do dia e pode ter tido pesadelos também.

Normalmente, nós não pensamos continuamente. Podemos acreditar que pensamos, mas não pensamos. Em grande parte do tempo, nosso cérebro atua como um aparelho receptor, gravando sons e vistas sem realmente pensar nelas. E nesses momentos que o cérebro descansa.

Tocando o Disco

A pessoa com o problema absorvente pensa cada vez mais a respeito dele, até todo momento de vigília ser passado em pensamento e a mente só repousar quando adormecida — e só quando pacificamente adormecida, o que é raro. Essa preocupação constante com um pequeno grupo de ideias tem sido comparada a tocar o mesmo disco de gramofone incessantemente. No começo, o paciente pode trabalhar com o disco tocando no fundo. Mas gradualmente, o disco se coloca entre ele e seu trabalho, entre ele e sua leitura, entre ele e seu contato com outras pessoas. Assume o controle de sua mente. Passa a ser sua mente. Antes ele era capaz de dizer: "Não vou pensar nisso por um momento" e afastar com sucesso o assunto não desejado. Agora, por mais que se esforce para pôr aquela coisa fora de sua mente, não o consegue. Quanto mais luta, mais ela se agarra. Em *outras palavras,* sua mente cansada perde a elasticidade e os pensamentos correm automaticamente.

A Ranhura

Esse pensamento incessante é bastante extenuante, aterrorizador e desorientador, mas surge então um problema novo e mais alarmante. Quando pensava em seu problema, essa pessoa podia pelo menos considerá-lo de diferentes pontos de vista, mas agora, de repente, descobre que só pode vê-lo no aspecto que a vem perturbando nos últimos meses. Não pode mais pensar "em volta" de seu problema, mas só "no" seu problema.

É como se esse ponto de vista tivesse aberto uma profunda ranhura em sua mente e seus pensamentos perturbados fossem automaticamente canalizados para ela, sempre que pensa no problema. Vê-lo de outro ângulo parece fora de seu alcance. Assim que tenta pensar diferente, o velho e penoso quadro brilha à sua frente com tanta clareza e acompanhado de tão intensas e temíveis emoções, que afasta todos os outros pensamentos. Essa reação emocional é disparada tão rapidamente que constitui quase um reflexo.

Agora ele fica verdadeiramente alarmado. Sente-se convencido de que está ficando louco. Deve ser uma experiência assustadora ficar impotente diante de seus próprios pensamentos. Uma paciente disse que sua mente parecia uma rolha subindo e descendo em um curso de água ao sabor de toda a correnteza que passava.

Já mencionei a dor que desce como uma tira apertada em volta da cabeça e se torna pior com a contemplação do problema.

Essa dor torna tão difícil pensar, que o pensamento pode ficar confuso e lento.

Permita-me ilustrar esse tipo de colapso descrevendo a doença de um homem de meia-idade que me procurou para obter ajuda. Seu médico, no decorrer de um exame geral, constatara que sua pressão arterial havia subido e dissera: "Você provavelmente vai morrer de um ataque." Foi assim que o paciente descreveu a conversa. O aturdido homem, não desejando mostrar excessiva preocupação, fez poucas perguntas, mas ruminou o assunto até chegar em casa. Ao invés de confiar em sua esposa, continuou ruminando e não disse nada. Esse homem ia começar um importante trabalho que exigiria anos de dedicação. Agora, sem o menor aviso, o trabalho parecia não ter a menor importância. Ficou perdido em um triste dilema. De que adiantava iniciar um projeto, se um ataque o aguardava? No entanto, já havia assumido o compromisso. Ficou tão tenso e preocupado que gradualmente, sempre que pensava em morrer de um ataque, as perturbadoras sensações mencionadas apareciam.

Quando me procurou pela primeira vez encontrava-se em estado lamentável. Perguntei a seu médico se podia ajudar a nós dois descrevendo exatamente o que havia dito naquela consulta. O médico ficou surpreendido pelo resultado de suas palavras. Sim, havia mencionado um ataque, mas só quisera dizer que em anos futuros, quando chegasse o tempo do homem morrer, ele provavelmente teria um ataque. O médico achava difícil acreditar que o homem pudesse tê-lo entendido mal tão facilmente e ficado tão desnecessariamente perturbado. Continuava repetindo: "Mas ele era um sujeito tão sensato!" Todos nós somos sujeitos sensatos quando se trata da saúde e das dificuldades alheias. É diferente quando se trata de nós e recebemos más notícias de uma maneira que nos choca e nos leva a interpretação errada.

Expliquei isso ao paciente e pensei que ele teria uma recuperação rápida. Nada disso. Ele disse: "Doutora, a senhora provavelmente vai pensar que eu sou um covarde e um tolo. Compreendo tudo quanto disse, mas não posso enfiar isso aqui." Bateu na testa e continuou. "E como se minha mente estivesse congelada na questão do ataque. Penso que se alguma coisa quebrasse dentro de minha cabeça, eu obteria alívio e seria capaz de pensar da maneira que desejo. Mas deste jeito eu não estou no páreo. Automaticamente sinto horror toda vez que penso em um ataque e não consigo deixar de pensar nele. Basta eu ler alguma coisa-remotamente relacionada com pressão alta para ter essas reações."

Estava extenuado demais para elevar-se acima da expressão condicionada e exagerada de sua fadiga emocional e mental.

Perda de Confiança

Neste estágio do colapso, o paciente perde toda confiança. Uma criancinha seria capaz de dirigi-lo. Os últimos meses foram passados em "incessante hesitação, entre dois caminhos", de modo que agora uma decisão, mesmo sobre coisas pequenas, exige trabalho hercúleo que ele acha impossível sustentar por mais de alguns momentos. Decidir se leva consigo um guarda-chuva pode ser um grande problema, quase fora de sua capacidade. Ele sai com o guarda-chuva e volta para guardá-lo várias vezes. Se pelo menos a chuva caísse e resolvesse a questão!

No entanto, esse homem está constantemente tentando provar que ainda é senhor de si e não o covarde que desconfia que possa vir a ser. Está constantemente preparando novos testes de resistência e sente-se cada vez mais obrigado a mostrar a si próprio que é capaz de fazer "isto" ou "aquilo". "Eu conseguirei", diz ele. "Isto não vai me derrotar." Consegue fazer, mas à custa de quanta energia nervosa! Em consequência, seus esforços são breves e, por isso, criticados por seus amigos muitas vezes. Em seu estado supersensibilizado, ele pensa que os amigos criticam-no mais do que realmente o fazem.

Truques de Visão

Além disso, ele pode queixar-se de que sua vista está ruim, que objetos parecem nublados e cobertos de sombra. Para corrigir isso, pode ficar piscando e esfregando os olhos. Certos objetos podem parecer cobertos por uma névoa bruxuleante como a que vimos sobre betume quente em uma estrada no verão. Ou os objetos podem mover-se espasmodicamente quando vistos pelo canto dos olhos. Luz brilhante pode irritar a pessoa, que talvez procure alívio em óculos escuros. Seus óculos normais precisam constantes ajustamentos e é difícil encontrar um par satisfatório. Isto não é surpreendente pois sua vista, relacionada como está com tensão nervosa, pode variar a cada exame.

Barulho

Os nervos auditivos, supersensibilizados por fadiga, podem pregar peças semelhantes. O delicado contato entre a colherzinha e o pires pode parecer suficientemente alto a ponto de fazê-lo estremecer. A televisão da casa deixa-o quase louco. Ainda que possa tolerar o barulho, seu cérebro cansado tem dificuldade para seguir o fio da história por mais de alguns segundos e a maior parte do tempo ele está tão absorvido em si próprio que não é capaz de acompanhar o diálogo. E como se os atores movessem os lábios, mas não emitissem som. Uma cena enervante, para dizer o mínimo, por isso ele se retira do círculo familiar e se encolhe cada vez mais dentro de si próprio.

A incapacidade de compreender o que está acontecendo pode agora ser mais alarmante do que o conflito ou problema original, que talvez se tenha resolvido. O paciente caminha em volta do quarteirão, de cabeça baixa, com os pensamentos voltados para dentro, procurando uma saída d e seu pesadelo. Nenhuma solução é permanente, nenhuma lhe serve por muito tempo.

Pode ser exatamente neste estágio que a vida apresente dificuldades adicionais, complicações domésticas, preocupações financeiras ou talvez apenas pequenas experiências desagradáveis, bastante triviais, mas suficientemente exasperantes para ele.

Por exemplo, um paciente foi levado para passar uns dias no campo. A chegada, pendurado na parede diante de sua cama encontrou uma gravura do retrato de Van Gogh, com a orelha cortada. Infelizmente, ele sabia que Van Gogh havia se mutilado assim durante um de seus acessos de loucura. Permanecer no mesmo quarto com o quadro era uma situação quase insuportável, mas como podia ele dizer a seu anfitrião que tirasse o quadro do quarto? Como podia dizer-lhe que estava aterrorizado pela ideia de também ficar louco e que não suportava ser lembrado disso toda vez que entrava no quarto? Fora levado ao campo exatamente por causa de seus nervos. Sem o Van Gogh teria tido uma chance, mas, naturalmente, o quadro tinha que estar lá.

Uma paciente foi passar algumas semanas à beira-mar. No primeiro dia na praia notou um grupo de mulheres paradas à beira d'água olhando vagamente para o mar. O mesmo aconteceu no outro dia e no seguinte. Tinham uma aparência tão estranha de estar fora deste mundo, que a paciente finalmente perguntou quem eram. Disseram-lhe que eram internas de um asilo de doentes mentais da cidade passando uns dias na praia. Tinham o ano inteiro para ir à praia e escolheram logo aqueles dias! Aquelas mulheres pareciam persegui-la e ela disse que sempre via sua vaga forma caminhando atrás de si.

A Família Cansada

Há a ansiedade adicional de ver os membros da família, um a um, se mostrarem cansados e exasperados. Eles sentem a tensão de esperar e desesperar alternadamente. Um deles dirá alguma coisa que perturbará o paciente. Uma mulher, tendo dito a seu marido que tinha medo de ficar louca, ouviu em resposta: "Bem, há muitos lugares para onde se pode mandar gente que fica assim." Era o melhor dos maridos, mas seus nervos estavam tão tensos pelo contínuo esforço de tentar ajudar e acalmar sua esposa, sem dizer "a coisa errada", que mal sabia o que estava falando. Dificilmente poderia ter dito coisa mais errada.

Depressão

Depressão nasce de fadiga emocional. Quando ataca repentinamente como uma forte sensação física, depressão pode ser uma experiência abaladora e, para a pessoa atingida, é difícil acreditar que o mundo ainda seja um bom lugar onde se viver e que recuperação seja conveniente e possível. O paciente raramente compreende que isso não é senão outra expressão de sua extrema exaustão. Nossas disposições de ânimo estão tão integradas em nós que é difícil considerá-las desapaixonadamente. Quando o mundo parece negro, não é fácil dizer: "Sou eu que estou diferente e não o mundo."

A luta torna-se cada vez mais feroz à medida que depressão e apatia roubem de sua vítima o desejo de recuperar-se. Cada momento se torna uma tortura. Mesmo pentear os cabelos é um esforço físico e espiritual insuportável, de modo que a pessoa se toma desleixada.

Agitação

A pessoa fica então cansada quase além da capacidade de tolerância humana, mas apesar disso não pode descansar. Nervos extenuados tornam-se nervos agitados, por isso a pessoa sente-se impelida a correr de um lado para outro, embora mal possa arrastar seu corpo cansado. Sente-se ansiosa por descansar, mas quando o faz todos os demônios e torturas assaltam-na. Que pode fazer? Onde pode ir? Seu ânimo oscila entre depressão e reação histérica. Às vezes, consegue encontrar alívio nas lágrimas.

É neste estágio que pode começar a obsessão.

Obsessão

Obsessão é uma das mais alarmantes manifestações de colapso nervoso e, mais do que qualquer outro sintoma, convence o paciente de que deve estar a caminho da loucura. No entanto, pode começar muito simplesmente em uma pessoa fatigada. A maioria de nós tem uma ou duas

obsessões brandas. Por exemplo, a mulher que, depois de sair de casa, precisa voltar para verificar as torneiras e bicos de gás, embora saiba perfeitamente que fechou todos eles.

A obsessão que ocorre com colapso nervoso é mais exigente do que essa e caracteriza-se por repetido pensamento ou ação compulsiva, sempre desagradável ou mesmo atemorizador para a vítima. Por exemplo, um paciente com medo de ter um ataque, adquiriu a mais desagradável obsessão. Quando se abaixava, o sangue fluindo para o rosto lembrava-lhe tão fortemente sua pressão arterial e a iminência de ataque, que pensava invariavelmente: "Ataque!" Quanto mais se esforçava para não pensar, mais certamente o fazia. Às vezes chegava mesmo a dizer a palavra em voz alta. Quando novas tomadas de eletricidade foram colocadas em sua casa, mandou que fossem instaladas à altura da cintura para que não precise abaixar-se.

Houve também o caso da enfermeira doente que tinha bebês sob seus cuidados e não podia passar diante de uma janela no hospital sem sentir o impulso de jogar à rua o bebê que carregava nos braços. A lista é longa e nenhum benefício resultaria de examiná-la detalhadamente aqui. Se você tem obsessões é necessário apenas que compreenda como elas surgiram e saiba como curá-las.

A maioria de nós sabe como é difícil afastar da mente uma melodia quando estamos cansados. A mente cansada perde sua flexibilidade e uma melodia ou um pensamento não desejado gruda nela como uma mosca em papel pega- mosca. Em outras palavras, a obsessão de um paciente não é causada senão por indesejável auto-sugestão que, sobrevindo em uma ocasião em que as emoções estão grandemente exageradas, causa tão poderosa impressão sobre a mente fatigada que nela se fixa firmemente.

Quem nunca experimentou um colapso nervoso pode pensar que eu pintei um quadro desnecessariamente horrível. Posso assegurar a esse leitor que não houve exagero algum e que a experiência real é muito pior do que a descrição. Minha razão para expor todos os pormenores é simples. Este livro é escrito principalmente para a pessoa com colapso nervoso ou "nervos ruins" e para ela é uma revelação saber que seus misteriosos e desorientadores sintomas não são mais que aqueles do colapso em geral e já foram experimentados por muitos antes dela. Para ela seu corpo foi uma caixa de Pandora de surpresas desagradáveis, que a fazia viver aterrorizada pelo que podia vir em seguida. Quando a caixa de truques é toda aberta à sua frente e ela compreende o que está enfrentando, aquilo perde muito de seu terror.

Tratamento de Choque

Se o paciente obcecado e deprimido ainda não procurou um psiquiatra, sua família insiste agora em que ele consulte um especialista, cuja recomendação é às vezes um tratamento de choque. O próprio som das palavras é assustador, mas, apesar de seu nome, é muitas vezes um tratamento eficaz para essa condição e pode proporcionar alívio rápido. Depois do tratamento de choque a maioria dos pacientes esquece temporariamente seus problemas, não se preocupa tão constantemente consigo mesma e parece geralmente muito melhor, só que esquece acontecimentos presentes, assim como passados, e pode ficar ligeiramente confusa.

Nós não compreendemos como funciona o tratamento de choque, mas sabemos que, ajudando o paciente a esquecer-se de si próprio e de seus problemas, rompe o ciclo preocupação--tensão-preocupação. Por exemplo, uma mulher que se queixava constantemente de seu estômago embrulhado, depois de alguns tratamentos de choque disse a seu médico: "Eu tenho uma sensação um pouco estranha em meu estômago. Não é nada que me preocupe, mas pensei em contar-lhe isso porque pode ser um efeito do tratamento de choque." Ela se esquecera de que durante' semanas queixara-se continuamente daquela sensação e, apenas algumas semanas antes, havia dito que era insuportável.

Meu principal objetivo ao escrever este livro é ensinar a você como curar-se *sem tratamento de choque* e desejo fazê-lo pelas seguintes razões:

1. Quando é curada por tratamento de choque, a pessoa não compreende como ocorreu a cura. Por isso, se tiver um colapso semelhante no futuro, talvez não seja mais capaz de sair dele e possivelmente precisará outro tratamento de choque. Todos nós somos vulneráveis a algo que tememos. Algumas pessoas que sofreram tratamento de choque temem a ideia de colapso e mais tratamento de choque. Viver com um temor, por mais bem guardado que esteja no subconsciente, não encoraja relaxação. Uma pessoa nessas condições encontra-se em estado mais ou menos constante de tensão subconsciente que não ajudará muito a vencer futuras dificuldades. Além disso, o paciente que recebeu tratamento de choque mais cedo ou mais tarde encontra um intrometido que "sabe tudo a respeito de tratamento de choque" e que não deixa de informar a seu relutante ouvinte: "Se você já

teve tratamento de choque, sempre voltará a ter." Esta observação, embora longe de ser verdadeira, cai em terreno fértil, porque o paciente já tem essa suspeita. Muitas pessoas que receberam tratamento de choque, no fundo do coração, gostariam de ter-se recuperado sem ele. Percebem que, se isso tivesse acontecido, elas teriam conhecimento das várias fases da recuperação do colapso e saberiam como voltar à saúde. Quando conhece o caminho de volta à saúde, a pessoa perde o medo de ficar novamente doente. Em lugar de apreensão, ela agora tem uma confiança que nada pode destruir. *Ela pode conhecer o caminho de entrada, mas conhece também o caminho de saída.*

2. Enquanto se curava, essa pessoa precisou enfrentar e vencer as fraquezas de seu caráter que ajudaram a causar o colapso, de modo que, depois de curada, ela é uma pessoa melhor do que antes. O homem ou mulher curado por tratamento de choque fica de fato novamente bom, mas não tem esse sentimento de satisfatória realização e autodomínio.

Eu não subestimo o valor do tratamento de choque para pacientes selecionados. De fato, qualquer pessoa que se ache incapaz de seguir as instruções deste livro não precisa sentir-se muito abatida se seu médico aconselhar tratamento de choque para ajudá-la, porque pode ainda aplicar o conselho dado aqui depois de ter recebido o tratamento.

Além disso, a pessoa que recebeu tratamento de choque em um colapso passado e está agora bem e lendo este livro encontrará nele alguma coisa que a ajudará. O livro explicará certos mistérios, esclarecerá a origem de seu colapso e mostrará como ela poderia ter-se curado sem a ajuda do tratamento de choque. Ensinará também a evitar um futuro colapso e assim ajudará a encontrar a confiança de que ela precisa.

Mas quero acentuar que, se você está tendo um colapso nervoso e depois de ler este livro decide recuperar-se sem tratamento de choque, pode fazê-lo. Por mais doente que esteja, você pode fazê-lo. A princípio pode parecer difícil, mas à medida que o tempo passa e traz pequenos sucessos, a confiança cresce e novos sucessos vêm com a crescente confiança.

Você provavelmente se viu em parte, se não inteiramente, nesta descrição. E possível que tenha dificuldades aqui não mencionadas, mas os princípios de tratamento esboçados nos próximos capítulos combaterão todas essas dificuldades.

10

Como Curar Doença Nervosa Complicada por Problemas, Pesar, Culpa ou Vergonha

Embora o colapso nervoso causado por problema, pesar, culpa ou vergonha geralmente leve ao médico um paciente muito atormentado, com sintomas complicados, estes podem ser curados pelo mesmo plano fundamental de tratamento descrito para o tipo mais simples de colapso, a saber:

Enfrentar

Aceitar

Flutuar

Deixar o tempo passar

Cada uma das quatro principais causas de colapso — problema, pesar, culpa e vergonha, e seus efeitos colaterais, como depressão, insônia, obsessão, etc. — será discutida em um capítulo separado.

Antes de estudar tratamento, devem ser lidas as quatro seguintes condições para cura e tomada a resolução de obedecê-las.

1. Execute as instruções decididamente. Uma tentativa tímida é inútil.

2. Nunca fique completamente desencorajado por malogro aparente. *Por mais gravemente cjue você pareça falhar em certas ocasiões, o malogro só é grave até o ponto em que você o deixa ser. A decisão de aceitar e realizar transforma o pior malogro em sucesso. Não há fase irremediável no colapso nervoso.* Um dia de profundo desespero pode ser seguido por um dia de esperança e, *exatamente quando pensa que está pior, você pode de repente iniciar a recuperação.* Suas emoções são muito variáveis em um colapso, por isso não se impressione demais com seus sentimentos de infelicidade e *nunca fique completamente desencorajado.*

3. Não pode haver autopiedade. E isto significa *nada de autopiedade.* Não pode haver dramatização do eu neste "estado terrível". Nada de pensar que a família não compreende, que ela não percebe como este sofrimento é terrível. Autopiedade desperdiça força e tempo, ao mesmo tempo que afasta aqueles que poderiam ajudá-lo. Se for honesto consigo mesmo, você admitirá que uma parte de sua autopiedade é orgulho: orgulho de ter resistido tanto durante tanto tempo. Disto você pode justamente orgu- lhar-se e pode deixar que o reconhecimento dessa resistência lhe dê confiança quando iniciar este novo método de tratamento. Quando menciono autopiedade a alguns pacientes, eles me olham sem compreender. Eles nem pensaram em ter piedade de si próprios, tão ocupados estavam com sua desorientação. Mas outros sabem exatamente o que eu quero dizer.

4. Você não deve lamentar-se e suspirar:. "Se..." O que aconteceu, se não pode ser remediado, é coisa do passado.

O presente e o futuro devem ser suas principais preocupações. A vida está à frente. Por isso, lembre-se, nada mais de "Se..." Procurou minha ajuda um homem cuja triste história era tão cheia de "Se..." que suas unhas estavam roídas quase até o fim. Por mais que eu tentasse convencê-lo de que devia deixar de lamentar-se, aceitar o passado e planejar para o futuro, ele continuava a dizer em resposta: "Agora, se..." Em vão tentei fazê-lo compreender que precisava encontrar ocupação para ajudá-lo a readquirir estabilidade. Ele continuava dizendo que estava muito esgotado para trabalhar e muito preocupado com seus problemas. Seu principal problema era o abandono por sua esposa. Ela o deixara e fora para o campo. Durante o tempo em que o tratei, ela voltou à cidade e perguntou se ele já estava trabalhando. E possível que, se a resposta fosse positiva, ela tivesse voltado a viver com ele. Sendo como era, foi novamente para o campo. No dia seguinte, ele me procurou, dizendo: "Doutora, a senhora se lembra que me disse para arranjar um emprego? Bem, estou certo de que se tivesse um emprego minha mulher voltaria a viver comigo. Agora, se..." Lá estava ele de novo. Certamente não há necessidade de dizer mais para convencê-lo de que seu caminho deve ser para frente. Muitas vezes você se lamentará e muitas vezes pensará "Se..." Isso é humano, mas não deixe a lamentação prejudicar a recuperação.

Execute as instruções decididamente.

Nunca fique completamente desencorajado pelo malogro.

Não tenha auto piedade.

11
Problemas

Se um problema angustiante levou-o a um estado de avançado esgotamento emocional e mental, você provavelmente percebeu que agora tem pouca' esperança de tomar decisões duradouras sobre ele sem ajuda. Certamente tentará forçar-se a fazê-lo, com grande dispêndio de energia nervosa, mas provavelmente será incapaz de sustentar qualquer decisão por muito tempo e tomará decisões novas, momentosas mesmo, uma atrás da outra. Em um momento você pensará que endireitou tudo e se sentirá muito feliz. Depois, talvez apenas uma ou duas horas mais tarde, descobrirá alguns aspectos novos do problema que o lançarão novamente na indecisão.

Até mesmo pensar poderá ser uma dificuldade. Você talvez esteja tão afetado pelo cansaço que procura pensamentos às cegas, envolvido por uma onda de pânico após outra. Ou seus pensamentos podem ter atingido o estágio em que voltam constantemente para o mesmo desagradável rumo, de tal modo que deliberação sobre seu problema parece impossível. Nesta condição, é essencial que procure ajuda. Você precisa ter alguém com quem discutir suas dificuldades e que o ajude a encontrar uma maneira satisfatória e estabilizada de encará-las. Só então sua fatigada mente descansará.

Pode Não Depender Inteiramente de Você

É como se você precisasse temporariamente usar a mente da pessoa que o ajuda como se fosse a sua, até sua mente recuperar-se do cansaço. Este é um excelente exemplo da falta de verdade de desgastadas expressões complacentes, como "Tudo depende de você" e "A recuperação está em suas mãos — depende de você". *Sua recuperação pode não estar apenas em suas mãos. Você certamente pode precisar de ajuda.* Quando expliquei isto a uma aflita mulher recentemente, ela começou a chorar e disse: "Por favor, não dê importância às minhas lágrimas. Fiquei tão aliviada em ouvi-la dizer que preciso de ajuda! Eu me sinto tão cansada de ajudar a mim mesma e apesar disso todo o mundo insiste em que depende inteiramente de mim, que ninguém pode real mente ajudar-me, a não ser eu mesma. Sentia-me tão abatida e desesperada por essas ideias, que ouvi-la dizer que preciso de ajuda é um alívio enorme, é quase demais."

Não se sinta envergonhado ou desencorajado se achar que precisa de ajuda. Uma perna ferida pode precisar de muleta, por que não uma mente cansada e chocada? Mas escolha com o máximo cuidado a pessoa que vai ajudá-lo. Procure seu amigo mais sensato e não apenas o mais chegado. Você está agora impressionável que o conselho errado pode ser perturbador e prejudicar temporariamente a recuperação. E uma tentação escolher o confidente mais chegado. Você pode ter notado como confia facilmente em um estranho. Como expressou uma mulher: "Para minha vergonha, eu me vejo abrindo a alma aos vendedores e não pareço capaz de fazer muita coisa contra isso." Procure não falar a muitas pessoas e assim confundir-se com opiniões diferentes. Escolha um amigo sensato e apegue-se a ele.

Se você não tem um amigo assim, procure um ministro, um padre ou um médico conveniente. Se escolher um confidente religioso, certifique-se de que não é uma pessoa que considera seu dever tornar você mais consciente de sua culpa. Você provavelmente já está muito consciente de sua culpa e muito disposto a castigar-se, com calamitosos resultados. Neste estágio, você precisa de consolo, não de castigo.

Aceite o Novo Ponto de Vista

Depois de adequada deliberação com um conselheiro bem escolhido, você precisa preparar-se para aceitar, pelo menos por algum tempo, a solução ou acomodação que vocês encontrarem. Não espere uma solução perfeita. Quando estiver bom, você poderá modificá-la, se necessário. Será mais fácil fazê-lo então do que agora. Mas é essencial que neste estágio você *termine sua incessante confusão e adquira um ponto de vista para manter em sua mente fatigada.* A solução finalmente decidida *precisa ser aceitável por você.* Nada há de mais torturante do que tentar seguir um padrão que nosso coração não aceita. Por isso, não persevere em uma solução que, no fundo de seu coração, você acha que não está certa. A paz não pode ser forçada dessa maneira. É essencial que o novo ponto de vista cause o mínimo de dor e medo. Um conselheiro sensato cuidará disto. Peça-lhe para ler primeiro este livro, a fim de compreender o papel dele esperado.

Falar sobre o novo ponto de vista ajudará a gravá-lo em sua mente. Além disso, peça a seu amigo que o escreva nos termos mais simples possíveis, para que você possa lembrá-lo quando estiver sozinho. Repito, *ter um ponto de vista servirá como uma muleta para sua mente fatigada.* Ele o livrará de incessante cogitação e do resultante cansaço emocional e mental. Você talvez não encontre um ponto de vista inteiramente sem dor, mas saber que ele é o melhor disponível traz um pouco de paz, uma folga.

Discutir seu problema com outra pessoa talvez signifique forçar-se a expor algo cuja simples ideia lhe causa tal paroxismo de medo que você pode sentir-se incapaz de arrastar-se até seu amigo. Não cometa o erro de forçar-se a ir, de lutar para chegar lá. Você chegará exausto, se o fizer.

Use o padrão de recuperação descrito anteriormente e *flutue até lá.* Lembra-se da mulher que não conseguia entrar em uma loja até aprender o truque de flutuar? Siga o exemplo dela e imagine que está flutuando. Funcionará como mágica. Como expliquei, quando pensa em flutuar, você subconscientemente se relaxa e isso diminui a tensão que estava inibindo a ação. Assim, flutue até seu amigo, não lute para chegar lá. Além disso, procure fazer com que todos os pensamentos perturbadores e obstrutivos flutuem para fora de sua cabeça.

A Tira de Ferro

É possível que neste estágio a simples ideia de falar a respeito ou mesmo pensarem seu problema cause espasmos nos músculos de seu couro cabeludo e provoque a tira de ferro de dor em volta de sua cabeça. Não fique abalado por isso. Você ainda pode *pensar, se estiver preparado para aceitar a dor e relaxar os músculos de sua cabeça até o máximo de sua capacidade.* Você talvez seja forçado a pensar lentamente e por causa disso pode sentir-se confuso. Aceite o pensamento lento e a confusão sem pânico. Não lute contra eles tomando seus músculos tensos e tentando forçar pensamento. Se relaxar com aceitação, você descobrirá que ainda pode pensar adequadamente, porém lentamente. *Nada há de errado em seu cérebro, seu funcionamento só está sendo prejudicado pela dor e cansaço. Sua recuperação futura será completa.*

Voltam os Temores Antigos

Enquanto discute o problema com seu confidente, você pode sentir tremendo alívio e pensar que está finalmente curado. Isso pode ser verdade, se você não recebeu ajuda igual antes. Aquela pessoa pode dar-lhe consolo tão curativo e solução tão satisfatória para seu problema que você talvez não tenha mais sofrimento. Além disso, só confissão pode curar, se seus males exigem confissão.

Contudo, se sofreu durante meses e já experimentou discussão e confissão, embora sinta imediato alívio quando discute novamente seu problema, o alívio pode ser temporário. Seus nervos ainda estão fatigados e ainda podem pregar-lhe peças. Você pode pensar que endireitou o problema com seu conselheiro e descobrir, quando estiver novamente sozinho, que algum aspecto até então insuspeito e não discutido se apresenta. Mais uma vez reações alarmantes e exageradas deixam-no em pânico.

Ou você pode descobrir que, embora capaz de seguir o raciocínio de seu amigo quando está com ele e mantê-lo por algum tempo depois de deixá-lo, seus antigos temores voltam e você não segura mais seu novo ponto de vista. Não se desespere diante disto. Era de esperar. Afinal de contas, você olhou o problema de um ponto de vista perturbador durante tanto tempo que seria quase um milagre ele não se reafirmar logo vividamente. Ele se tornou seu padrão habitual.

Assim, se descobrir que o antigo ponto de vista volta com todos seus perturbadores acompanhamentos, procure mais uma vez seu amigo, conte-lhe o que aconteceu e discuta novamente seu problema. De fato, talvez precise visitá-lo muitas vezes antes de poder segurar e reter firmemente o novo ponto de vista.

Como já foi mencionado, ajuda muito se seu conselheiro escrever algumas anotações para você. Eu faço tais anotações para meus pacientes e, se necessário, com o consentimento do paciente, mostro a um membro de sua família como ajudá-lo. Às vezes, atraio exatamente o membro da família que se mostrava menos simpático e que vinha tomando a vida do paciente ainda mais pesada. Dessa maneira, transformo um obstáculo em uma ajuda. E surpreendente como tais pessoas podem ficar entusiasmadas quando pensam que gozam da confiança do médico e que este está procurando sua cooperação. Antes críticos do médico, passam a sustentar a opinião dele como se fosse o apelo final.

Vislumbrando o Novo Ponto de Vista

Se, depois de obter a ajuda de seu amigo ou talvez de algum membro de sua família, você descobrir que só consegue reter o novo ponto de vista por alguns momentos cada dia, não fique desencorajado. *Se conseguir apenas vislumbrá-lo por um fugidio momento diariamente, você já fez um começo.* Posteriormente, com prática você o reterá cada vez por mais tempo, até torná-lo o ponto de vista final, estabelecido.

Permita-me ilustrar isto com a história da esposa de um fazendeiro. Ela vivia feliz com seu marido e filhos em uma pequena fazenda, tendo bons amigos nas vizinhanças, até quando teve pneumonia. Durante sua convalescença, as crianças mandadas para um internato e os amigos mudaram-se para mais longe, de modo que a mulher foi deixada sozinha e sem o que fazer, quando mais precisava de companhia e ocupação. Os dias na fazenda passaram a ser uma miséria.

Se tivesse percebido nessa fase que seus males eram a expressão de esgotamento em seguida à pneumonia, ela teria evitado muito sofrimento adicional. Ela ficou confusa, com medo.de seu estado, e, a conselho de um amigo, consultou um psicanalista. Fez uma escolha infeliz, foi incompetentemente tratada e uma estranha coleção de pequenos e patéticos complexos de culpa apareceu, como teria aparecido em qualquer de nós que fosse igualmente tratado. O analista deu muita importância a essa culpa e, naturalmente, com seu encorajamento, o mesmo fez a paciente, de modo que s^ viu com um monte de problemas para resolver. Tornou-se mais apreensiva e deprimida, tendo finalmente um colapso nervoso.

Ela não podia compreender por que o lar que havia amado e onde fora tão feliz podia agora perturbá-la, a tal ponto que quase não suportava pensar nele. Não quis que seu marido fosse obrigado a vender a propriedade na ocasião, porque haveria grande prejuízo financeiro. Dizia: "Eu só quero ser feliz em casa, mas isso parece completamente fora de meu alcance. Que aconteceu comigo? Pareço ser uma pessoa diferente." Disse que, logo que se aproximava da fazenda, sentia uma onda de repulsa tão profunda que desejava fugir.

Expliquei-lhe que estava olhando a situação de dois pontos de vista conflitantes. Primeiro, ela via a fazenda como um lugar onde sofrera recentemente profunda depressão e a lembrança estava tão vívida a ponto de convencê-la de que o mesmo sofrimento ou ainda pior a aguardava tão logo entrasse na casa. Em segundo lugar, via sua casa como o lugar onde vivera feliz no passado e onde queria viver novamente.

Expliquei que precisava colocar à sua frente o quadro de vida contente lá e devia esperar que o tempo passasse até esse quadro tomar-se realidade. *Levara tempo para que a lembrança de seu sofrimento desaparecesse.* Até que isso acontecesse, não podia esperar muita felicidade lá. Poderia ter momentos felizes, mas *só o tempo podia firmar a felicidade, desvanecendo a lembrança de seu sofrimento.* Os sentimentos do presente e do futuro imediato certamente seriam confusos, inseguros e dolorosos, coloridos fortemente como estavam pelo passado recente. Então por que impressionar-se com eles? Devia estar preparada para continuar vivendo os próximos meses enquanto flutuava gradualmente em direção a sua meta. *Querer-viver feliz em casa era alicerce suficiente para sobre ele construir.* Expliquei que com a palavra "flutuar" eu queria dizer que ela devia deixar o tempo levá-la para a felicidade e não exigir recuperação rápida. Devia tentar deixar que todas as lembranças perturbadoras ou auto-sugestões destrutivas flutuassem para fora de sua cabeça.

Como não é conveniente que pessoas deprimidas fiquem sozinhas por muito tempo, aconselhei essa mulher a fazer frequentes visitas à cidade e convidar uma amiga a passar com ela algum tempo enquanto esperava que se firmasse o novo ponto de vista. Só ouvir outra pessoa andando pela casa ajuda inestimavelmente um paciente com colapso nervoso.

Apegue-se ao Novo Ponto de Vista

Se você deseja esquecer um ponto de vista perturbador, descubra um substituto mais aceitável e, quando encontrá-lo, *apegue-se a ele.* Se circunstâncias modificadas tornarem necessário reajustamento, consulte seu conselheiro, a menos que tenha melhorado tanto a ponto de achar que é capaz de passar sem ajuda. Se tem alguma dúvida sobre si próprio, você deve procurar novamente ajuda, caso contrário voltará ao mesmo velho hábito de pensar de uma maneira em um momento e de outra no momento seguinte.

Não é necessário tomar suas próprias decisões neste estágio. Se tentar fazê-lo, você não obterá benefício duradouro. Acima de tudo, *não desperdice tempo preocupando-se com o fato de não ser capaz de tomar decisões.* Perceba que você está assim por causa do cansaço e que, tão logo esteja bom de novo, será como sempre capaz de tomar decisões, talvez ainda mais capaz depois dessa experiência. Eu acentuo: não é importante que você tome decisões agora. Só é importante que você e seu conselheiro cheguem a uma decisão a respeito de seu problema, que você a siga e assim descanse seu fatigado cérebro.

A um homem que se queixava de não ser capaz de tomar decisões foi dito que não precisava senão fazer um esforço supremo e chegar a uma decisão, e com isso teria vencido a batalha. Depois, acrescentou seu conselheiro, não teria mais dificuldade em tomar decisões.

Esse conselho era enganoso. A pessoa pode fazer um grande esforço e chegar a uma decisão, mas isso não alterará o fato de que sua mente ainda não está flexível e seu sistema nervoso está esgotado, de modo que no futuro imediato poderá ser para ela difícil como sempre tomar decisões. Por que dar tanta importância à necessidade de uma mente cansada tomar decisões? Quando a mente repousa aliviada do medo, é mais fácil tomar decisão.

O Problema Insolúvel

Sendo aconselhadas a encontrar uma solução ou uma acomodação para seu problema, algumas pessoas pensam: "Meu problema não tem solução, portanto não há saída para mim." Eu já vi muitos problemas aparentemente insolúveis serem resolvidos. Seu problema pode parecer insolúvel para você, mas você ficaria surpreendido com o que um conselheiro experimentado é capaz de resolver. Se pouca coisa pode ser feita para alterar uma situação, ele pode pelo menos ensiná-lo a encará-la de um ponto de vista menos desagradável. Por exemplo, uma mulher que ficara doente por viver com uma sogra de quem era impossível livrar-se, disse: "Como vê, doutora, não existe solução para mim."

Expliquei que não havia solução enquanto considerasse o afastamento da sogra como a única saída da dificuldade. Sugeri que em lugar de olhar para a velha com ódio, devia fazer um decidido esforço para concentrar-se nas boas qualidades dela e ver se conseguia sentir-se diferente em relação a ela. Pessoas reagem a nossa opinião sobre elas e muitas vezes agem em relação a nós como pensam subconscientemente que esperamos. A mulher idosa devia ter sabido da aversão de sua nora e, provavelmente, em resultado, voltara sem querer seu pior lado para ela. Felizmente, a jovem compreendeu isso e conseguiu modificar a situação.

A Doença Orgânica

Não é fácil ser filosófico a respeito de problemas de saúde baseados em doença orgânica e não apenas em "nervos". Se uma doença é a causa de seu colapso, você precisa da ajuda de um médico compreensivo porque, mesmo neste caso, talvez haja um ponto de vista médico capaz de ajudá-lo.

Durante muitos anos, uma velha amiga minha, agora com oitenta e cinco anos, teve constantemente pressão arterial alta. Há quinze anos, quando soube da pressão pela primeira vez, estava na iminência de sucumbir ao medo de um iminente ataque imaginário. Contudo, depois de algumas tranquilas conversas, seu médico foi capaz de ajudá-la a encarar a situação sensatamente. Foi uma felicidade, porque senão essa mulher poderia ter passado os últimos quinze anos de sua vida aguardando temerosamente um ataque que não ocorreu.

Mudança de Cena

Em colapso nervoso pode haver embrutecedora repetição da mesma velha cena familiar e um encontro diário com as lembranças dolorosas associadas a ela. Muitas pessoas anseiam por mudança e acham que não deviam ficar batalhando contra dificuldades como essas. Todavia, os amigos muitas vezes aconselham a pessoa a "ficar firme no posto", o que ele faz, pensando que fugir da cena seria considerado covardia.

A situação precisa ser cuidadosamente examinada antes de aconselhar alguém a permanecer na cena do colapso. Se afastar-se for fugir de algo que deve ser enfrentado, então eu aconselho a ficar. Contudo, mesmo nesse caso é muitas vezes mais prudente sair temporariamente até a pessoa estar descansada. Por exemplo, uma jovem professora procurou-me com um colapso causado por sua incapacidade de controlar uma classe de alunos rebeldes. Não aconselhei essa mulher a afastar-se e procurar outra escola. Se o fizesse, ela poderia ter encontrado outra classe rebelde ou pelo menos teria vivido sempre com medo que isso acontecesse. Aconselhei-a a tirar um mês de férias e depois voltar e enfrentar a classe com um novo método de abordagem. Com o tempo ela foi bem-sucedida e ficou muito contente por não ter mudado de escola.

Mas quando um homem que sofrera um colapso porque sua esposa o abandonara procurou ajuda, eu o aconselhei a deixar a casa carregada das lembranças dela até ter adquirido certa imunidade ou, ainda melhor, a sair da cidade por seis meses, se possível. As feridas abertas diariamente demoram muito para cicatrizar.

Assim, as circunstâncias de cada pessoa devem ser avaliadas antes de recomendar completa mudança de cena. Contudo, mudanças curtas são boas para todos e são frequentemente recomendadas. Agem como um choque brando, diminuem o cansaço pela repetição e, assim, ajudam o paciente a ver-se e a seu problema em perspectiva melhor.

Um jovem sofrendo um colapso visitou uma estância balneária desconhecida com amigos. Ao entrar no saguão do hotel, notou um alegre grupo de pessoas conversando ao lado de uma janela ensolarada e um pequeno e estranho modelo esculpido de um velho veleiro pendurado do teto. Aquele vislumbre de diferença interessante prendeu seus pensamentos esvoaçantes, fez com que saísse de si próprio e tivesse de repente uma visão interior de sua estranha condição. Pela primeira vez percebeu que estava emocionalmente gasto e que, por isso, via seus problemas completamente fora de proporção. Não eram insuperáveis como havia imaginado. Viu que se estivesse bom provavelmente poderia enfrentá-los.

Esse jovem descreveu como, na noite daquele mesmo dia, tenso e perturbado, esperara que seus amigos voltassem da praia. A tensão de simplesmente esperar pela volta de alguém para que pudesse deitar-se era quase intolerável. Sentia que seu cérebro ia estourar. Isto, em seguida ao incidente no saguão, mostrou-lhe ainda mais claramente que o mal estava em si próprio, em seu próprio estado físico esgotado, não em seus problemas.

Algumas pessoas em condições de abatimento semelhante queixam-se de que se sentem como se estivessem caminhando às cegas sob um teto baixo, liso, escuro e duro que parece pressioná-las para baixo sempre que tentam elevar-se acima de seus problemas e pensar claramente. Outros dizem que sentem sua mente envolvida em um cobertor cinzento de cujas dobras não conseguem livrar-se. Quando se lembra que a vista também pode ser afetada, fazendo com que a paisagem pareça envolta em sombras mesmo em dia de sol, é possível compreender como essas pessoas podem adquirir um sentimento de distanciamento do resto do mundo.

Esse teto cinzento ou cobertor não é mais que cansaço cerebral acentuado. Estudantes experimentam algo semelhante quando, depois de três ou quatro horas de estudo contínuo, sentem de repente que não são capazes de entender uma palavra a mais e precisam sair e regar o jardim até sua mente clarear. A pessoa com colapso vem estudando seus problemas há semanas, mesmo meses, sem regar o jardim. Não é estranho que sua mente se sinta cinzenta, indiferente, inflexível e, assim, muito, muito cansada.

Não é incomum encontrar essas pessoas ansiando por estar no topo de uma alta montanha ou em um avião, onde, imaginam, a sensação de olhar para o mundo embaixo livre-as daquele sentimento de estar presas embaixo de tudo. Uma pessoa assim realmente precisa de sono, dias e noites de sono. Sono e o alívio nele obtido de pensamentos incessantes e ansiosos.

À medida que o paciente se recupera, a cortina abre-se de tempos a tempos e ele tem momentos de alegria quando pensa livremente e dirige seus pensamentos com sua velha e costumeira agilidade. O primeiro momento de pensamento normal pode vir quase como uma revelação.' O jovem descrito acima disse que alguns dias depois de ter regressado da praia, um amigo pediu-lhe um *band aid* para pôr em um dedo cortado. De repente, durante a "operação", a cortina abriu-se e ele quase gritou: "Sou capaz de pensar claramente de novo."

Esse homem era inteligente e foi capaz de localizar a causa de seus sintomas e tratar-se, pedindo pouca ajuda. Descreveu como, depois daquela experiência quando tratava o dedo do amigo, a cortina logo se fechou de novo, para abrir-se algumas horas mais tarde. Durante os dias seguintes, abria-se em um minuto e fechava-se no seguinte, de modo que ele nunca podia estar seguro de si. Era como se sua mente estivesse frágil e ele precisasse tratá-la com cuidado, senão se quebraria. Ele se sentia ficar tenso, tentando firmar a mente e impedir que a cortina se fechasse. Depois se lembrou de minhas palavras sobre aceitar e flutuar, relaxou-se, aceitou a instabilidade da cortina e esperou que passasse mais tempo.

Alguns amigos de um Estado distante convidaram-no para visitá-lo e ele sabia que se fosse a completa e repentina mudança seria tão refrescante que a cortina se abriria permanentemente e ele sairia do colapso. Preferiu ficar e provar a si próprio que era capaz de recuperar-se em seu próprio terreno sem ajuda externa. Quando finalmente se libertou, disse que foi como se tivesse nascido de novo. Tudo agora brilhava como nunca antes. As cores eram brilhantes e mais vívidas, o azul do céu parecia lindo e um sentimento de tanta felicidade e benevolência para com todas as coisas formou-se em seu interior que ele se tomou incapaz de matar mesmo uma formiga. Nunca mais perdeu completamente esse sentimento. Se você está sofrendo como esse jovem, a mesma recompensa o espera. A lei de compensação atua particularmente bem depois da recuperação de um colapso nervoso.

Isso não significa que você não deva recusar uma mudança de cena, se lhe for oferecida. Você não precisa provar coisa alguma a si próprio. Pode aceitar a palavra desse jovem, de que é possível sair de um colapso em seu próprio terreno sem ir para outro lugar. Mas se sofreu, por que prolongar o sofrimento? A oportunidade de ter uma mudança completa deve ser aproveitada e o alívio que ela pode trazer deve ser aceito.

Assim,

> discuta seu problema com um conselheiro sensato até descobrir uma solução ou acomodação satisfatória; procure um segundo quadro;
>
> apegue-se ao novo ponto de vista e contente-se se no começo puder apenas vislumbrá-lo todos os dias;
>
> lembre-se que ter uma maneira de encarar seu problema atua como uma tipóia para a mente cansada;
>
> se fadiga tornar concentração difícil, não tente tensamente forçar o pensamento; esteja preparado para pensar tão lentamente quanto seu cérebro cansado permitir;
>
> não se desespere se temores antigos voltarem; aceite todos os recuos e flutue para a recuperação;
>
> não julgue importante tomar todas as suas decisões sozinho enquanto estiver doente;
>
> aceite uma mudança de cena, se lhe for oferecida.

12
Pesar

Embora esmagador pesar possa desorganizar temporariamente nossa vida, não é tão complicado lidar com ele quanto com problemas insolúveis. O pesar pode trazer problemas, é verdade, mas geralmente é superado pela própria dor. Só pesar profundo pode causar colapso sem a adição de conflito ou culpa. Todavia, quando se estuda a origem de um colapso assim, geralmente se encontra medo envolvido em algum lugar. Como foi mencionado antes, pesar pela perda de um ente querido mistura-se com o medo de enfrentar o futuro sozinho.

Ruminar

Muitos de nós, quando sofrem profundamente, podem pensar que estão esmagados. Contudo, com o passar do tempo, a vida nos leva com ela, nós nos reanimamos e encontramos felicidade. Existem, porém, pessoas que ficam tão afetadas pelo pesar e cujo ambiente oferece tão pouco encorajamento, que acham impossível levar uma existência normal. Ficam sentadas, pensando exclusivamente em sua infelicidade. Este ruminar contínuo e melancólico gradualmente esgota suas reservas emocionais, fazendo com que suas reações se tornem exageradas. Sua tristeza toma-se cada vez mais profunda, as ondas de desespero mais esmagadoras e o corpo submetido a esse assalto fica cada vez menos capaz de resistir a ele.

Essas pessoas comem e dormem pouco e literalmente definham. Finalmente, sua mente fica tão exausta, percebe e pensa tão vagarosamente, que se torna impossível comunicar-se com elas. Ficam olhando o vazio e respondem com hesitação, quando respondem. Se o médico não consegue vencer sua falta de resposta, tratamento de choque é geralmente aconselhado e o resultado pode ser tão bom que depois de algumas sessões o paciente é capaz de discutir o futuro racionalmente com esperança.

Uma mulher italiana foi-me trazida por sua desesperada família. Seu marido havia morrido seis meses antes e ela ficara tão abatida pelo pesar que seguia sua filha onde esta ia, como uma criança, de maneira mecânica e sem vida. Quando lhe falei, ela simplesmente me respondeu com um olhar sem expressão. Como minhas palavras não estavam causando impressão, aconselhei tratamento de choque.

Depois de um mês no hospital, seu único desejo era voltar para casa o mais depressa possível e ajudar na colheita da uva. Esta mulher constitui um excelente exemplo dos benefícios do tratamento de choque em tais circunstâncias. Mostra como, se a cadeia de pesar-ruminação-pesar puder ser rompida, o paciente é capaz de aceitar a vida novamente.

O Hábito de Sofrimento

É possível que essa mulher se recuperasse sem tratamento de choque, se tivesse sido ajudada antes de entendido para onde estava sendo arrastada. Grande parte de nosso sofrimento é devida a lembrança e hábito. Nós lembramos o que sofremos ontem e deixamos de apreciar a diferença entre realidade e memória. O marido dessa mulher havia morrido seis meses antes, nenhum pesar poderia trazê-lo de volta e ela vivia em uma grande casa de fazenda com uma família que precisava de seus cuidados. Essa era a realidade e depois do tratamento de choque ela a reconheceu. No entanto, antes do tratamento, ficava ruminando as lembranças do passado até não existir qualquer outra coisa. Essa certeza não era realidade.

Sofrimento logo traz cansaço, que traz mais cansaço porque nós ficamos muito cansados de nos sentirmos cansados. Todavia, se tivermos um pouco de esperança em nosso pensamento destrutivo, poderemos começar a reverter o processo. A esperança com sua projeção para frente também se torna memória, mas memória soerguedora. Se tínhamos esperança ontem, podemos ter um pouco mais hoje e ainda mais amanhã, até todos os nossos dias serem de esperança. Se somos felizes, circunstâncias forçam concentração em outras coisas. Uma mulher com filhos geralmente se recupera mais depressa da morte de seu marido do que uma mulher sem filhos.

É surpreendente como, mesmo depois de muito pesar, nós podemos voltar a ser felizes com o passar do tempo. Uma mulher que sentia mais pesar do que parecia possível suportar e que havia perdido todo desejo de viver disse que um dia, quando se sentia quase completamente esmagada, forçou-se a sair para queimar um pouco de lixo do jardim. Por sorte, jogou algumas folhas frescas sobre o fogo. O cheiro pungente das folhas queimadas deu-lhe um momento de inesperado prazer e ao mesmo tempo um passarinho passou rapidamente por ela e pousou em um galho a seu lado. Ela não pôde deixar de sorrir. Essa experiência foi o ponto de retomo em sua doença. Mostrou que ela era ainda capaz de sentir prazer, que esse sentimento não estava morto como havia pensado. Isso lhe deu esperança suficiente para prosseguir e hoje vive pacificamente e tão feliz quanto a maioria de nós.

Evitar Sofrimento Desnecessário

Se você acha que viver com a poltrona de seu marido presente a perturba, remova-a até poder olhar para ela com menos sofrimento. Uma amiga minha recusou remover a cadeira de seu marido, dizendo: "Eu o amava quando vivo, por que devo agora evitar coisas que me fazem lembrar dele?" Embora louvável, isso era um desperdício de esforço emocional. Durante meses, toda vez que passava perto da cadeira, ela sofria. Às vezes sentia-se moderadamente alegre até ver a cadeira. Por fim, deixou que nós a removêssemos, temporariamente. Se tivesse feito isso antes, teria evitado sofrimento desnecessário. Teria sido uma coisa sensata e não uma covardia, como ela pensava. E às vezes bom saber quando fugir do sofrimento. Nosso subconsciente é um bom cemitério e não é sensato escavar lá desnecessariamente.

Abandono

Embora a morte cause pesar, não há grande conflito ligado a ela. É final e precisamos aceitá-la. O tempo nos ajudará agora. O pesar que está sendo constantemente revivido, como ocorre no abandono pela esposa ou pelo marido, é muito mais difícil de suportar. A pessoa ouve falar no ex-cônjuge e sua dor é repetidamente relembrada. Pode haver injustiça envolvida e isso é difícil de aceitar. Mas, mesmo neste caso, os anos gradualmente mudam o pesar para aceitação e esquecimento. Uma mulher esteve muito perto de colapso depois que seu marido a deixou. Agora, cinco anos depois, ela não mudaria o padrão de sua vida para recebê-lo de volta. No entanto, quando ele a abandonou, eu não consegui convencê-la de que em pouco tempo ela preferiria sua ausência.

É bom lembrar que ***nenhum de nós depende inteiramente de outro para sua felicidade,*** embora possamos pensar o contrário. Não é a pessoa que amamos a responsável pela profundeza de nosso sentimento. Esse sentimento é parte de nós mesmos, é nossa capacidade de amar e permanece conosco apesar do infortúnio.

Assim, se a pessoa que você ama o deixou, não pense que o fim do mundo chegou. Você ainda tem uma grande capacidade para amar e é possível amar outra pessoa igualmente, talvez ainda mais, embora você possa rejeitar indignado esta sugestão agora. *Deixe o tempo passar e não hesite em depositar sua fé no poder de cura de sua passagem.*

Não Guarde Rancor

Se você foi ferido, não cometa o erro de pensar que experimentará alívio tirando vingança ou esperando que retribuição alcance o agressor. Não arda com o desejo de "acertar contas". Para encontrar paz verdadeira você precisa esquecer vingança. A Bíblia lhe dá bom conselho sobre isto. É muito verdade que, se retribuição alcança alguém que nos feriu, nós raramente sentimos o prazer que previmos. É muito provável que não estejamos mais interessados ou talvez mesmo que sintamos pena do "pobre-diabo". Assim, não perca tempo e energia sendo vingativo.

Quando você decide seguir o curso mais bondoso, é surpreendente como as complicações que pareciam insuperáveis tendem a desaparecer. Pode ver agora como é muito mais saudável e pacífico esse curso do que deixar-se arder e conservar-se tenso por ódio, amargura e impaciência pela vingança?

aceite seu pesar filosoficamente;

não fique sentado ruminando;

ocupe seu tempo;

esteja decidido a incluir esperança no quadro;

remova temporariamente objetos que trazem lembranças penosas;

lembre-se que a felicidade de ninguém depende inteiramente de outra pessoa; deixe a vingança para Deus.

13
Culpa e Vergonha

CULPA

Culpa pode ser um pesadelo para algumas pessoas que sofrem colapso nervoso, particularmente aquelas que tentam estabelecer para si próprias um elevado padrão, como indivíduos religiosos que levam uma vida dedicada.

Pensamentos de Culpa

A culpa só pode ser associada a pensamentos. Tais pensamentos assumem importância indevida para aquelas pessoas piedosas, que tentam lutar para bani-los comba- tendo-os, tentando não pensá-los. Explico a esses pacientes que a contínua recorrência desses pensamentos é devida a nada mais que medo e memória trabalhando juntos. Como tais, eles se aferram durante algum tempo e devem ser temporariamente aceitos. Esses determinados pensamentos vêm recorrendo há semanas, meses ou mais. Estão profundamente encravados. Pensá-los tornou-se um hábito tão forte, que não há esperança de bani-los ou dominá-los imediatamente. Todavia, algumas pessoas tentam desesperadamente fazer exatamente isso. A única chance de apagá-los nessas condições seria cair inconsciente ou entrar em sono sem sonhos.

Quando acentuo isto, a vítima geralmente sente grande alívio porque percebe que, embora os pensamentos possam conter um elemento de relutante prazer, ela não é, afinal de contas, uma pessoa particularmente pecadora, mas apenas um ser humano comum reagindo de maneira normal.

Para muitos a compreensão afasta o medo e, perdido o medo, a batalha está ganha. Os pensamentos indesejáveis vêm, mas não têm mais tanta significação, de modo que gradualmente não importa mais se eles estão ou não presentes e o esquecimento segue-se com o tempo.

Ação Culpada

Se alguma ação culpada passada é parte importante da causa de seu colapso, confesse e faça reparação, se possível, mas não fique decepcionado se não sentir imediatamente o alívio esperado. Seu sistema nervoso ainda está fatigado e provavelmente encontrará alguma outra culpa em troca da antiga. Não se impressione com isso. Tente ver a coisa como ela é, nada mais que a reação *desequilibrada de um sistema nervoso esgotado.*

Embora culpa sozinha possa iniciar um colapso nervoso, é mais comum um complexo de culpa surgir no curso de um colapso já estabelecido. A mente, tornada sensível e inflexível por cansaço, corre para alguma culpa real ou imaginária. Tão persistente é este sentimento que sua vítima pode ver-se agarrando um episódio de culpa depois do outro.

Por isso, quando se descarregar de sua culpa presente goze o alívio que talvez sinta. Ele pode ser duradouro, mas não fique decepcionado se não for. Depois de curado, você sentirá tão menos agudamente sua culpa, que será capaz de considerá-la racionalmente e conservá-la na devida proporção.

Culpa Que Não Pode Ser Confessada e Esquecida

Pessoas religiosas podem arrepender-se em oração ou confissão, de modo que, mesmo tendo prejudicado alguém já morto, podem obter alívio. Se você está em situação semelhante, mas não encontra ajuda na religião, enfrente os fatos diretamente e decida corrigir sua ação de alguma maneira. Não se obrigue a fazer isso imediatamente se o esforço parecer muito grande. É suficiente decidir agora do que corrigir as coisas mais tarde. Acentuo este aspecto de não se forçar porque um dos princípios do tratamento é exigir de si próprio o mínimo possível de esforço enquanto estiver doente. Você e seu conselheiro devem julgar em que medida confissão e reparação imediatas são importantes para sua recuperação e agir de acordo.

Todos nós temos incontáveis ancestrais cujas fraquezas fatalmente herdamos de alguma maneira. Poucos de nós podem chegar à meia-idade sem algum esqueleto escondido em nosso armário. De fato, a maioria de nós tem uma bela coleção escondida, mas sensatamente conseguiu perder a chave. Deixar culpa passada paralisar ação presente é destrutivo. Reconheçamos nossa culpa se ela se declara, façamos a reparação que pudermos, mas com tranquila determinação continuemos a viver, deixando filosoficamente um pouco de nossa culpa aos pés de nossos ancestrais, um pouco aos pés daqueles que nos ensinaram ou deixaram de ensinar e um pouco a nossos próprios pés. Mas vamos corrigir as coisas levando a partir de agora (em seu caso, a partir de quando estiver bom) vidas dignas e construtivas.

Outra Oportunidade

O mundo estaria logo vazio se os culpados decidissem que não podiam viver por causa de sua culpa. É muito mais construtivo continuar vivendo alegremente, aceitando o peso da culpa.

Isto por si só é uma penitência parcial. Assim, *dê sempre a si próprio o benefício de outra oportunidade. Você nunca pode cair tanto a ponto de não poder levantar-se de novo e ser uma boa pessoa,* se decidir nesse sentido. É verdade que quanto maior a queda mais árdua será a subida e maior o esforço necessário para recuperação, mas o caráter da pessoa que finalmente emerge triunfante é muito melhor devido àquele esforço adicional.

Tal esforço não significa cerrar os dentes e travar uma batalha para subir, lembrando constantemente seu objetivo a si próprio. Simplesmente significa colocar à sua frente o retrato da pessoa que você deseja ser e deixar que o tempo o leve a sua realização. Esse retrato se materializará mais facilmente se, toda manhã antes de levantar-se, você dedicar tempo a pensar nisso. Você não precisa fazer nenhum esforço consciente para lembrar disso durante o dia. Você reforça seu subconsciente com uma lembrança diária que ajuda a condicionar sua ação até que a prática estabeleça o hábito que você procura. Não há batalha árdua a travar. Utilize seu subconsciente, dirija seu poderoso mecanismo com uma lembrança diária e deixe que ele faça o milagre por você. Ele é capaz disso.

Mas, lembre-se, você nunca deve deixar-se desencorajar pelo malogro. As vezes, pensará que perdeu de vista sua meta, mas se desejá-la de novo *ela estará sempre lá.* Desejo modela suas ações, portanto lembre-se de que, enquanto tiver o desejo, você terá o principal requisito para sucesso.

VERGONHA

Nós sentimos culpa por causa de nossas próprias ações, mas podemos sentir vergonha por causa das ações de outros. Uma colega minha descreveu como observava sua faxineira ficar cada vez mais abatida após seu filho ter ido para a prisão. Tentando consolar a velha mulher, ela lhe disse: "Não se preocupe. O tempo passará logo e ele estará livre de novo." Recebeu esta resposta: "Não é isso, doutora, é a vergonha."

Não é fácil consolar pessoas que ficam doentes por causa de vergonha. Podemos dizer-lhes como a passagem do tempo embota a memória da gente; como um manto de vergonha está preparado para cada um de nós se quisermos usá-lo; como reparação e arrependimento podem acertar as contas Podemos acentuar que nosso sentimento não é mais que uma mistura de orgulho ferido e medo da opinião pública, e que, se pudermos nos elevar acima disso e pensar nos sentimentos daquele que nos trouxe a vergonha e que talvez esteja sofrendo mais do que nós, teremos feito uma bela coisa. Podemos fazer tudo isso e descobrir que a vergonha ainda é difícil de suportar.

Se está doente por causa de uma vergonha assim, você tem a compaixão, não a censura, de todo ser humano. Além disso, aqueles que o amam, o amarão mais e não menos por causa de sua vergonha.

Se suas próprias ações o envergonham, você não tem alternativa senão estudar onde falhou e decidir não falhar de novo. E lembre-se que a maioria das pessoas gosta de ver um indivíduo envergonhado recuperar-se. Isso restaura sua fé na natureza humana. Algumas línguas ociosas trabalharão um pouco mais que de costume, mas seu tagarelar em tempo nenhum tem o menor valor. Concentre-se em seus verdadeiros amigos. Aceite o encorajamento que eles oferecem.

14
Obsessão

Embora problema, pesar, culpa ou vergonha possam iniciar uma doença nervosa ou desempenhar nela um papel importante, os efeitos colaterais do contínuo estado de medo podem ser também perturbadores e assumir procedência sobre a causa original. Os mais comuns efeitos colaterais são:

obsessão;

insônia;

a terrível sensação matinal;

depressão;

falta de confiança;

dificuldade de manter contato com pessoas;

dificuldade de voltar para casa; apreensão.

O tipo de obsessão experimentado durante colapso nervoso é caracterizado por pensamentos ou ações repetidos, aflitivos e compulsivos. A vítima pode sofrer de mais de uma obsessão e, de fato, estar em estado tão receptivo devido à fadiga que quase qualquer pensamento repulsivo pode firmar-se e tornar-se obsessivo.

Em minha experiência, há três tipos de obsessão. Um é simplesmente o hábito de repetir algum ritual que não é tão temível em si próprio quanto o medo do estado em que a pessoa obcecada se encontra. Por exemplo, o ritual de lavar as mãos repetidamente pelo medo de contaminação por germes em si próprio não é tão atemorizador. O segundo tipo de obsessão, contudo, contém muito mais medo. Por exemplo, a obsessão muito comum de uma mãe com doença nervosa tem de fazer mal a seu filho. A terceira obsessão é partilhada por muitas vítimas de doença nervosa, que ficam obcecadas por si próprias e sua doença.

O Primeiro Tipo de Obsessão

A pessoa que lava as mãos continuamente pelo medo de germes pode, com o tempo, ficar tão alarmada por seu estado compulsivo quanto pelos germes imaginários. Isto se aplica a todas as outras obsessões deste tipo. É como se uma parte do cérebro da vítima tivesse perdido sua flexibilidade, tivesse se desgastado nesse pensamento determinado, de modo que ela não pode mais raciocinar com ele. Isto é assustador. Um médico pode proporcionar paz temporária a esse paciente, mas não demorará muito para que velhas e desgastadas trilhas de pensamento e medo voltem a prevalecer, apesar dos esforços do paciente para resistir a elas. Extrema fadiga mental do paciente parece tornar-lhe impossível acompanhar qualquer outro ponto de vista durante muito tempo. Esta fadiga não é causada por obedecer à obsessão. A pessoa pode lavar as mãos o dia inteiro sem muita fadiga, se o fizer propositadamente. É a tensão, apreensão, exasperação, desespero que acompanha a lavagem das mãos que cansam. E este *segundo medo* que mantém o cérebro sem elasticidade, cansado, inflexível, e também mantém o paciente tão sensibilizado que seu *primeiro medo,* seu medo de germes, permanece despropositado. *É preciso não haver causa profundamente arraigada para esse medo de germes,* não haver causa que precise ser encontrada antes que a cura seja possível.

Se você tem esse tipo de obsessão, precisa admitir que ele o perturbará por algum tempo. Isso acontece porque você está muito sensibilizado a ele. Mas se tentar não ficar perturbado por ser assim, tentar não acrescentar aquele *segundo medo,* você gradualmente removerá a tensão e, com isso, removerá a fadiga que o está mantendo sensibilizado. Quando decide aceitar sua obsessão voluntariamente, encontra uma paz interior e a obsessão não parece tão terrível. Aceitação elimina a qualidade de pesadelo da obsessão. E quando o segundo medo desaparece, seu cérebro se refresca e você é capaz de aceitar o primeiro medo, seja ele qual for, mais calmamente e vê-lo finalmente em sua verdadeira perspectiva.

O Segundo Tipo de Obsessão

Como disse, esta é uma obsessão que inspira muito mais medo do que o primeiro tipo. Há um verdadeiro pânico na obsessão de que a mãe possa fazer mal a seu filho. Compreender como surge esta obsessão é a chave para sua cura. Expliquei, numerosas vezes, como as reações emocionais de uma pessoa sensibilizada a qualquer pensamento perturbador são intensamente fortes, absolutamente fora die proporção com a importância do pensamento. Quando uma mãe com doença nervosa teve pela primeira vez a ideia de que podia fazer mal a seu filho, isto lhe causou um pânico tão esmagador que no auge da experiência ela se deixou levar pelo pânico a um ponto em que se tomou só sentimento; não era capaz de pensar. Ela não seguia o medo até o fim e depois pensava: "Oh, sim. Mas eu nunca poderia fazer isso!" Se tivesse agido assim, teria passado pelo medo e o episódio seria esquecido. Não o fazendo, ficou aterrorizada pela experiência e viveu no temor de seu retorno. Naturalmente, despertando tanto interesse e medo, ela retornou e cada vez que veio a mulher repetiu o mesmo erro, até estabelecer pensamento e sentimento dessa maneira como uma obsessão.

Se tem esse tipo de obsessão, você precisa primeiro compreender que tem essa forte reação porque está sensibilizada e que não pode ser dessensibilizada da noite para o dia. Precisa aceitar-se como você é por algum tempo. Em segundo lugar, você precisa fazer agora o que deixou de fazer na primeira e esmagadora ocasião. Precisa praticar a aceitação do medo, mas, à medida que o vê até o fim, precisa tentar vislumbrar a verdade, que consiste, naturalmente, em que você nunca faria aquilo. Você está sendo enganada por sentimento exagerado, enganada por pensamento. Tente seguir sua reação de medo com o real e verdadeiro ponto de vista. Você talvez só vislumbre isso no começo, mas com prática se tomará cada vez mais forte, até ser capaz de segurá-lo firmemente e a obsessão gradualmente perderá sua significação. Gradualmente você substituirá os pensamentos obsessivos pelos pensamentos verdadeiros.

Compreendo como é difícil isto e sei que uma pessoa nessas condições precisa de repetida explicação de um médico e de constante apoio e reafirmação. Ajuda tremendamente se o médico grava consulta em fita para seu paciente, que pode depois levar a gravação com ele e ouvir a explicação, escutar a orientação e receber encorajamento sempre que sentir necessitado disso. E a necessidade pode ser sentida muitas vezes em um dia.

O Terceiro Tipo de Obsessão

Introspeção pode produzir intensa fadiga mental, que dá ao paciente um sentimento de ter seus pensamentos tão presos dentro de si próprio, que quando tenta interessar-se por outras coisas não consegue soltar seus pensamentos o suficiente para fazê-lo. Ele pode tentar trabalhar, falar, ler, mas vê seus pensamentos voltando para dentro, de momento a momento. Isso pode dar-lhe tal sentimento de encerramento dentro de si próprio, que ele se torna consciente apenas de suas próprias ações, como se não pudesse divorciar sua mente delas.

Se você é vítima desse tipo de obsessão, deve:

Primeiro: compreender que essa obsessão não é mais do que um sintoma de intensa fadiga mental;

Segundo: deixar que seus pensamentos preguem as peças que quiserem. Aceite, como parte de seu pensamento natural, até mesmo pensamentos dirigidos para dentro. Acompanhe-os, pense-os. Não fique perturbado porque está pensando dessa maneira e *não tente deixar depensar dessa maneira.* Pratique trabalhar enquanto pensa dessa maneira até esse hábito *não ter mais importância.*

Compreender seu estado como cansaço cerebral que gradualmente desaparecerá com a aceitação, compreender que você não está ficando louco e que muitas pessoas antes de você sentiram a mesma coisa e se recuperaram seguindo o conselho que acabo de dar, livrá-lo-á de muita tensão e medo: seus pensamentos se voltarão para dentro mais levemente, serão menos aferrados, até não serem mais do que um toque e o menor interesse ser suficiente para você perder o hábito. De tempos a tempos, a coisa poderá voltar. Você precisa compreender isso também, mas sempre saberá como tratá-la e a prática tornará o tratamento cada vez mais fácil.

Ver uma obsessão como nada mais do que hábito resultante de medo e fadiga rouba sua qualidade inspiradora de medo e, desaparecido o medo, só resta a memória. O tempo desvanecerá a memória.

Uma mulher alemã com esse tipo de obsessão descreveu-a vividamente e contou como uma amiga ajudou a curá-la. Quando sentia aproximar-se um desses exasperantes períodos, corria para a amiga e dizia: "Está chegando de novo, Maria. Está começando de novo!" Maria respondia: "Deixe vir, Anna. Não tente lutar. Vá com ela e passará." Sábia Anna.

É possível curar algumas obsessões removendo a si próprio da fonte de sua origem. Por exemplo, uma mulher que tinha uma obsessão que não a deixava cruzar a rua principal de sua cidade teve oportunidade de sair do Estado durante seis meses. Ao voltar, ficou encantada ao descobrir que a obsessão desaparecera. Contudo, embora tenha perdido sua obsessão, não compreendia como isso acontecera e estava vulnerável a seu retorno. Quero ensinar você a compreender a obsessão e curar-se sem fugir, de modo a ficar invulnerável para sempre.

Assim, para curar sua obsessão:

> aceite e não tente forçar o esquecimento;
>
> pare de lutar;
>
> vislumbre o outro ponto de vista;
>
> deixe passar o tempo.

Mais uma vez, o conhecido padrão de recuperação.

15
Insônia

Ao cair da noite algumas vítimas de colapso nervoso se sentem tão melhor e mais animadas que de manhã, que quase se convencem que estão curadas. Outras, particularmente aquelas com problemas, temem a noite. Ficam na cama com pânico e suando, com pensamentos aterroriza d ores correndo por suas mentes, esperando que a sedação possa acalmá-las. Têm medo de ficar sozinhas no quarto e têm medo de apagar a luz.

Se você se encontra neste estado, sedação é de fato uma dádiva, mas há outros meios de provocar sono.

Em primeiro lugar, compreenda que seus temores são aterrorizadores *só porque seu corpo está em estado sensibilizado*, gerando reações exageradas, quando normalmente você não sentiria talvez mais que uma vaga perturbação. *Seus problemas não são tão terríveis quanto seu corpo exausto faz você acreditar.* Se não tivesse reações tão perturbadoras ao pensar neles, você provavelmente seria capaz de enfrentá-los. Por isso, tente ver seu pânico como ele é, *a reação exagerada de um sistema nervoso exausto* e não necessariamente a expressão da magnitude de seu problema. Acomode-se o melhor que possa na cama, relaxe-se o máximo possível, depois examine o sentimento de pânico e *prepare-se para deixá-lo passar sobre você. Relaxe-se e vá com ele.* Não fuja dele, nem tente controlá-lo.

Se puder fazer isso, verá que as ondas de pânico passarão a ser uma sensação quente e dolorosa na boca de seu estômago. Você poderá acostumar-se tanto com essa sensação que será capaz de dormir com ela ali.

Seus próprios pensamentos podem trazer esse pânico ou ele pode sobreviver sem causa aparente. Se a culpa é de seus pensamentos, reconheça que são apenas pensamentos, embora, vindo como vêm tão carregados de medo, possam parecer monstros. Reconheça que eles são apenas pensamentos e deixe que se afastem flutuando. *Solte-os. Deixe que vão embora. Não se apegue a eles.*

Quando decide enfrentar o pânico e vê-lo passar, você sente certo alívio e isso traz sua própria relaxação e certo grau de paz. Digo certo grau porque a princípio você talvez não perceba grande mudança na maneira como se sente. Embora haja aceitação em sua mente, seu corpo talvez não reaja a isso durante algum tempo. Contudo, é possível que você fique surpreendido pelo alívio que sente. Pode ser tão grande que você talvez veja sua tensão afastar-se de si.

É fácil para mim dizer relaxe e aceite. Eu sei que para uma pessoa tensa, dominada pelo medo, talvez seja muito difícil relaxar-se, mas isso pode ser feito. Lembre-se que o pânico se encontra ali só porque seus nervos estão sensibilizados. *Um espasmo de medo está tornando você mais temeroso do seguinte,* de modo que cada espasmo parece mais intenso que o anterior. Se você se relaxar, analisar os espasmos (como é aconselhado em um capítulo anterior) e resignar-se a tê-los temporariamente, adquirirá uma paz interior que romperá o ciclo de espasmo-pânico-espasmo.

Se problemas não resolvidos agravam sua insônia, você precisa agir e fazer alguma coisa para resolvê-los ou chegar a uma acomodação. Eu já sugeri como fazer isso. A insônia não passará até você ter um plano que lide pelo menos com seu principal problema. Indecisão e conflito tornam você presa de medo e fadiga. Sua mente pode sentir-se literalmente tão fraca quanto água. Tentando decidir, ela pode voltar-se primeiro em um sentido e depois em outro, até você achar-se incapaz de tomar uma decisão e ficar se debatendo, suando e inseguro. É essa incerteza, essa constante indecisão entre dois caminhos, que deixa você tão vulnerável ao pânico e à insônia. Daí a necessidade de ter um ponto de vista, descoberto por você, se necessário, ao qual sua mente possa agarrar-se e assim repousar e encontrar sono.

Como Relaxar-se

Muitos artigos já foram escritos sobre relaxação. Por isso, eu só descreverei brevemente aqui um método simples, o núcleo da maioria dos outros métodos.

Fique deitado confortavelmente na cama, certificando-se primeiro que as roupas de cama não são muito pesadas. Depois, começando por seus pés e subindo por suas pernas, abdome, peito, pescoço, cabeça, braços e mãos nessa ordem, imagine que cada um deles por sua vez está tão pesado que dá a impressão de estar afundando no colchão. Não deixe de incluir seus maxilares e sua língua nesse quadro carregado de chumbo.

Quando relaxa pela primeira vez seu abdome, você pode ficar mais agudamente consciente de sua pulsação do que quando o controla tensamente. Compreende que essa pulsação não é mais que a ação da principal artéria de seu corpo, a aorta, em seu esforço para bombear sangue até suas pernas. Se apertar a mão no abdome você pode sentir essa artéria pulsando. Sangue pulsante é sua linha vital. Para que ficar perturbado por esse fenômeno necessário e normal, simplesmente porque, como resultado de tensão, está mais forte que de hábito e por isso você se sente mais consciente dele?

O som de pulsação latejando em seu ouvido é também causado pelo sangue correndo em uma das maiores artérias de sua cabeça. Quando ouve esse som, em lugar de arrumar seu travesseiro para tentar amortecê-lo, diga para si mesmo:

"Lá vai minha linha vital. Que vá bem! Por que preocupar-me se está um pouco alta esta noite?" Relaxe-se e deixa-a latejar, que o bombeamento se acalmará.

Barulhos na Cabeça

Algumas pessoas queixam-se de um barulho na cabeça, como um tiro de pistola, que ocorre exatamente quando estão começando a dormir. Fique satisfeito se ouvir esse barulho. É sinal que seus músculos tensos estão-se relaxando e que o sono não está distante.

Outros dizem que a cabeça parece balançar sobre o travesseiro como um pêndulo. Isto também é sinal de que o sono está chegando. Repouse a cabeça sobre o travesseiro e deixe que o pêndulo balance. E possível pegar no sono com o pêndulo balançando e ele não faz mal. E apenas uma perturbação temporária em seu mecanismo de equilíbrio causada pela fadiga.

Escutar

Existe ainda outro meio de chamar o sono. Às vezes, um cérebro cansado pode ser exasperantemente superativo. Você pode ajudar a acalmar essa atividade excessiva usando a área receptiva de seu cérebro, isto é, ***escutando.*** Fique deitado, escutando os barulhos de fora. Pensamentos virão enquanto você estiver fazendo isso, mas não serão tão penetrantes como quando você está pensando ativamente, nem serão pensamentos organizados carregados de emoção. Eu faço isso depois de um dia de pressão, quando é uma tentação ficar deitada e reviver os acontecimentos do dia ou planejar as atividades do dia seguinte. Eu simplesmente fico deitada escutando e me treinei a ficar durante períodos cada vez mais longos sem pensar. O sono vem finalmente. A conhecida sugestão de contar carneirinhos é um exemplo desse princípio. Quando observamos carneirinhos imaginários, usamos a área receptiva visual de nosso cérebro e poupamos a área de pensamento. Na prática, escutar os barulhos de fora é muito mais eficiente do que observar cameirinhos, que para alguns parece satisfatório.

Naturalmente, eu sei que há pessoas cujos nervos são tão agitados e para as quais estresse é tal tortura, que o sono assim provocado demoraria demais para vir. Essas pessoas, se não pegam no sono rapidamente, enfrentam o dia seguinte mais exaustas do que quando se deitaram na noite anterior. Precisam de um sedativo forte e de ação rápida, a cujo respeito devem consultar seu médico.

Mas eu acentuo que sedação sozinha não curará. O paciente precisa estar preparado para *aceitar e flutuar*, precisa ter resolvido seu problema ou ter encontrado uma acomodação. Depois deve usar sedativos principalmente para vencer a tensão residual em seu corpo causada por semanas ou mesmo anos de sofrimento e luta anteriores.

O Quebra-Cabeça

A pessoa com colapso nervoso tem o hábito de frustrar o sono deitada na cama à noite tentando "resolver coisas". Esforça-se para deslindar por que isto ou aquilo ocorreu hoje e decidem o que poderiam ter feito para evitá-lo. Lembro-me de uma mulher que me procurou tarde da noite para dizer que "tinha a resposta".

Com os olhos brilhando de excitação, ela me disse: "Eu sei por que meus braços doem e não me deixam dormir. Eu não devia ter datilografado tanto hoje. Trabalhei demais." Ela havia gasto horas para descobrir isso.

Não fique deitado na cama tentando encaixar as peças de seu colapso, como se estivesse montando um quebra- cabeça. Você se excita e perturba desnecessariamente porque faz um quadro diferente cada noite. Você não precisa traçar sua saída do colapso passo a passo. Pratique a inatividade perfeita e quando repousar a cabeça no travesseiro à noite tente aceitar tudo e flutuar para o sono. Se fizer isso, o sono virá ainda que você tenha datilografado demais durante o dia.

Crianças

Uma mãe doente dos nervos, com filhos pequenos, acha difícil dormir o suficiente. As crianças acordam muitas vezes e exigem atenção exatamente quando ela está pegando no sono. Barulhos ouvidos quando uma pessoa tensa está quase dormindo podem causar uma reação eletrizante, perturbadora, quase dolorosa e capaz de trazer a pessoa de volta à consciência em questão de segundos.

Eu explico a maridos o benefício de sono ininterrupto para uma esposa doente e acentuo que nenhuma mulher com colapso nervoso deve ter a responsabilidade de cuidar de crianças, especialmente à noite. Infelizmente, alguns homens são difíceis de convencer. Enquanto a esposa conseguir arrastar-se, eles esperam que ela cuide das coisas. Isto é compreensível porque ela parece estar bem e não ter mais que um temperamento irritado para mostrar sua doença. Quanto a procurar ajuda para a esposa, quem se dispõe a cuidar dos filhos de outra mulher, a não ser bem pago, e onde o marido vai arranjar o dinherio para isso? Deus sabe que ele já gasta com a mulher tudo quanto pode.

O serviço de assistência de hospitais públicos pode ser útil nessas circunstâncias e em algumas cidades é possível obter com o pedido de um médico ajuda gratuita de um serviço de assistência doméstica de emergência. Todavia, eu geralmente aconselho a mãe doente a deixar a casa por dois meses (não um), se possível, e não pensar que está "abandonando o barco" ao fazer isso.

Se é impossível para uma mãe deixar a casa ou obter ajuda, ela não tem alternativa senão aceitar sua sorte com o mínimo possível de frustração, lembrando que não é tanto a necessidade de levantar-se para cuidar dos filhos que continua a mantê-la acordada, quanto ficar na cama em seguida pensando febrilmente como gostaria de enforcar todas elas e também o tranquilo roncador a seu lado.

Além da filosófica aceitação, uma dona de casa nessas condições tem seus parentes, bons vizinhos e sedativos para ajudá-la e eu tenho visto que tudo isso faz maravilhas. Ela agora tem também este livro.

Outros Estranhos Obstáculos

Dormir pode ser prejudicado por outros estranhos obstáculos. Se o paciente passou uma série de noites sem dormir e sente que não poderia suportar mais uma, a própria intensidade desse desejo de sono é suficiente para torná-lo mais tenso e ansioso, de maneira tão perturbadora que é ainda menos provável a vinda do sono.

Os princípios de tratamento acentuados aqui cuidam dessa e de todas as outras emergências descritas acima. Relaxe-se até o máximo de sua capacidade e aceite a estranheza, a perda de sono anterior, as palpitações, a tensão, a transpiração, o pânico, lembrando que por trás de tudo isso *a natureza está esperando para fazê-lo dormir. O sono está escondido no fundo, mesmo por trás de tanta tensão.* Lembre-se também que, se o sono não vier esta noite, virá amanhã ou na noite seguinte. *Viráoportunamente. Tem* vindo para a humanidade há milhares de anos. *Este hábito é mais forte do que seu poder de preveni-lo.*

Com isto não quero dizer que você deva ficar acordado durante horas esperando o sono chegar. É mais sensato tomar um sedativo receitado e diminuir as horas de tensão. O estado de espírito descrito acima pode ser cultivado enquanto espera que o sedativo faça efeito ou quando você melhorou e está começando a dormir sem sedação. Lembre-se, sua sedação deve ser receitada e supervisionada por um médico.

Assim, para encorajar o sono:

compreenda que seus temores são aterrorizadores porque seu corpo se encontra em estado sensibilizado;

relaxe-se e deixe o pânico arrastar-se sobre você, vá com ele, não fuja dele;

reconheça que grande parte de seu pânico é inspirada por pensamentos e não se deixe enganar por pensamentos;

resolva seus problemas logo que possa, procurando ajuda, se necessário;

lembre-se que barulhos na cabeça não fazem mal; se sua mente está superativa, deite-se e fique escutando os barulhos de fora;

não se excite à noite tentando deslindar seu colapso; pratique inatividade perfeita, relaxe-se e aceite; se você fez muita coisa durante o dia, não desperdice energia ficando deitada na cama preocupada com isso; lembre-se que o hábito de dormir é mais forte do que seu poder de preveni-lo;

não hesite em usar sedativos, mas lembre-se que eles devem ser receitados por um médico.

16
Aquela Terrível Sensação Matutina

Acordar de manhã merece especial atenção. É o pior período do dia para a maioria das pessoas com colapso nervoso, não só porque obriga a enfrentar outro dia, mas porque pode também deixar de corresponder às expectativas da noite anterior. Há dias em que o paciente sente-se relativamente bem e ao anoitecer já se convenceu de que de fato está finalmente melhor. Vai para a cama alegre e otimista, mas ao despertar na manhã seguinte acha que a melhora do dia anterior não foi mais que um sonho.

É estranho como a manhã tem este desconcertante hábito de dedicar aparentemente pouco respeito pela melhora do dia anterior. As pessoas ficam decepcionadas e desorientadas quando, após ter ido para a cama quase alegres, acordam na manhã seguinte com o mesmo coração de chumbo, a mesma depressão, o mesmo estômago embrulhado, a mesma dificuldade de enfrentar o dia, o mesmo desejo de desligar o motor e puxar o cobertor sobre a cabeça. É como se a manhã se atrasasse em relação ao ritmo de sua recuperação.

Não é fácil achar uma explicação satisfatória para esta terrível sensação matutina. E possível que a consciência se introduza em você antes que tenha tido tempo de arregimentar suas defesas. Se você teve esquecimento no sono, o momento de despertar, trazendo a volta da fria realidade, pode bater como um tapa na cara e seu ânimo pode afundar-se antes que tenha tido tempo de salvá-lo. Ou pode ser que o sono relaxe um corpo supercansado até um ponto além da relaxação normal, o que é tão difícil de suportar quanto a tensão. Seja o que for, eu sei que quando acordar de manhã sentindo que o mundo não é lugar tão ruim, você está bem a caminho da recuperação.

O sofrimento sentido ao despertar deve ser compreendido, quase esperado, mas não ampliado. Não deixe que ele o engane. *Uma manhã difícil não precisa significar um dia difícil.*

Levante-se Quando Acordar

Para enfrentar a sensação matutina, *você precisa levantar-se assim que acordar.* Quanto mais tempo ficar deitado envolto na miséria, mais difícil será escapar dela. Compreendo perfeitamente como é difícil levantar cedo, mas é preciso fazê-lo, embora isso signifique literalmente arrastar o corpo para fora da cama. "Eu salto da cama", disse uma mulher. Mas muito poucas pessoas com colapso nervoso estão preparadas para saltar da cama. Basta que, tão logo abra os olhos, você se levante, por mais devagar que seja, tome um banho de chuveiro e depois vá fazer uma xícara de chá. Você descobrirá que música alegre ajuda a tirá-lo da depressão matinal, por isso tenha um rádio ao lado de sua cama. A família talvez não aprecie um concerto de manhã cedo, mas quando fica sabendo que faz parte do seu tratamento geralmente coopera.

Depois de música, chuveiro e chá, você pode deitar-se mais pacificamente na cama até a família mexer-se. Talvez você prefira sair para uma caminhada em lugar de voltar para a cama. Tanto melhor. O *principal é fazer esforço rápido assim que abre os olhos, para que a depressão da manhã não possa firmar-se.* Tendo feito isso, você não voltará a cair facilmente na depressão. Pelo menos ela não parecerá tão dominadora quanto poderia ter sido se você permanecesse na cama com os cobertores sobre a cabeça. Esteja preparado para saudar a manhã dessa maneira até o despertar tomar-se mais fácil e você saber que pode ficar deitado em paz sem a ajuda de música, chuveiro ou chá.

Certa vez, quando aconselhei uma jovem a levantar-se assim que acordasse, ela respondeu: "Mas as funções do corpo não estão ativadas. Como posso sair da cama antes que as funções do corpo se ativem? As vezes leva horas para que as minhas se ativem." Assegurei-lhe que suas "funções do corpo" se ativariam mais rapidamente em resposta à ordem do que a agrados, especialmente quando ficava na cama entregue aos agrados. Reconhecidamente, a primeira meia hora pode ser infernal e é disso que a maioria das pessoas procura fugir. Todavia, depois de algum tempo o caminho se torna mais fácil, ajudado por levantar-se prontamente. *Saia da cama assim que acordar.*

Companhia

Ter alguém congenial com quem conversar quando desperta é um grande conforto e não pense que você é um covarde se gosta que um membro de sua família durma consigo no quarto. Esse é um bom tratamento que eu às vezes aconselho. Ver outra pessoa ao acordar dá um sentimento de tranquilização e realidade, ao mesmo tempo que algumas palavras podem ser um bálsamo para uma mente perturbada.

Pelo menos coloque sua cama de modo que possa olhar para fora da janela quando acorda e não ser forçado a olhar para o mesmo ponto do teto ou para a mesma roupa velha pendurada atrás da porta. Ver alguma coisa movendo-se do lado de fora, ainda que seja apenas o ramo de uma árvore, é uma distração e de alguma maneira ajuda a pessoa a sentir-se mais normal.

Sedativo de Manhã

Se você acorda às quatro horas mais ou menos, toma-se um problema decidir se deve tomar mais um soporífero, levantar-se ou simplesmente ficar deitado e aguentar. Ainda que a família esteja disposta a suportar o incômodo, quatro horas é cedo demais para você começar o dia. Você fica com tempo demais para encher até a família começar a se mexer. Por isso, eu aconselho os pacientes a tomar mais um pouco de sedativo. Para isso, é receitado um comprimido que atue rapidamente e não deixe muita ressaca. Mesmo que você não volte a dormir, o comprimido é calmante e você pode ficar mais facilmente deitado esperando a hora de levantar-se. Quando aconselho as pessoas a levantar-se assim que acordar, não quero dizer que façam isso enquanto a lua está ainda brilhando e a coruja pousada no mourão da cerca.

Uma Mudança de Visão

Você ficará surpreendido ao ver como ajuda mudar seu quarto ou mesmo apenas a posição de sua cama ou as cortinas da janela. Acordar toda manhã e ver as mesmas cortinas, com os mesmos padrões, dos quais você conhece todos os detalhes, lembra-lhe tão vividamente as outras manhãs de sofrimento, que você pode ter a impressão de estar sendo arrastado de volta para o atoleiro antes de poder salvar-se. Mudança revigora — mesmo mudanças pequenas como essas. Conforme já mencionei, mudança atua como um choque leve que prende temporariamente sua atenção e faz com que ela deixe de fixar-se em você mesmo, ajudando-o assim a sentir-se mais normal. Mesmo uma curta folga no sofrimento é encorajadora.

Assim, se você acordar com aquela terrível sensação matutina:

> levante-se imediatamente, tome um banho de chuveiro, faça umabebida quente, ouça alguma música alegre pelo rádio ou, se houver tempo suficiente, saia para uma caminhada;
>
> não fique impressionado pela necessidade de permanecer deitado até suas "funções corporais se ativarem"; levante-se e faça com que elas se ativem;
>
> coloque sua cama de modo que você possa olhar para fora da janela quando acordar;
>
> mude seu quarto ao máximo possível; pelo menos de vez em quando, troque de lugar os móveis de seu quarto para fazer uma mudança;
>
> acima de tudo, aceite as manhãs e não se sinta desencorajado enquanto espera que elas melhorem; lembre-se que uma manhã difícil não significa necessariamente um dia difícil.

17
Depressão

Uma pessoa emocionalmente esgotada por meses de medo e conflito pode ficar apática, com pouco interesse pelo que a cerca, ou pode experimentar um sentimento de depressão mais esmagadoramente desesperador e fisicamente poderoso, um peso enjoativo na boca do estômago. Dizem que o estômago é o órgão mais simpático do corpo. Ele chora quando outros órgãos estão doentes. É certamente o ponto focal de depressão.

Depressão é uma das piores fases do colapso nervoso porque rouba muito do desejo de recuperação. Contudo, ainda existem aqueles que são capazes de elevar-se acima dela o suficiente para esperar recuperação. Asseguro a essas pessoas que elas podem recuperar-se, *por mais profunda que seja a depressão,* e que podem fazê-lo sem a ajuda do tratamento de choque. Contudo, para aquelas pessoas que perderam completamente o interesse por recuperação, o tratamento de choque é muitas vezes aconselhável. Para que uma pessoa deprimida não pense que eu aconselho tratamento de choque a todas as pessoas deprimidas, apresso-me em repetir: *por mais deprimido que esteja, se quiser recuperar-se sem tratamento de choque, você pode. Que não haja incompreensão quanto a isso.*

Ocupação

Embora ocupação seja discutida pormenorizadamente em uma parte posterior deste livro, deve ser mencionada especialmente aqui porque é o esteio do tratamento de depressão.

Para curar depressão, FIQUE OCUPADO, DEIXE AQUELA CAMA DURANTE O DIA! Eu acentuo *a importância da ocupação na companhia de outros* para pessoas deprimidas. Já vi muita gente nesse estado, à beira da recuperação, deteriorar gravemente quando privada de ocupação de repente. Se está deprimido, *não tente recuperar-se sentando-se aqui e acolá dentro de casa, enquanto espera os dias passarem, tentando encher cada um deles à medida que chega.* Você precisa ter um programa organizado, a fim de poder olhar dias à frente, preferivelmente semanas, e saber que seu tempo será ocupado. Acho difícil convencer a família de um paciente sobre a importância disto. Ela não tem a menor concepção de como as horas ociosas podem parecer longas para uma vítima de colapso nervoso. Sua mente cansada, voltada para dentro de si, está consciente de todo segundo que passa, de modo que uma hora parece uma eternidade e a tensão aumenta até tornar-se quase insuportável. E exasperante para um médico observar essa situação porque ele sabe que ociosidade, tensão e depressão formam uma combinação formidável, que poderia ser evitada por ele se tivesse a cooperação da família.

É absolutamente necessário que pensamentos sejam atraídos por interesses externos, para que o tempo passe mais depressa, a tensão diminua e a depressão se alivie.

Pequenas e Felizes Experiências Cotidianas

Normalmente, nosso ânimo é mantido elevado por pequenas e felizes experiências cotidianas das quais quase não temos consciência. Por exemplo, enquanto lavamos a louça e tentamos decidir se arrumamos as camas ou regamos o jardim primeiro, pegamos a delicada peça de porcelana de que tanto gostamos e observamos o sol brilhando sobre o gerânio vermelho no peitoral da janela. Nosso coração se eleva e, quando entramos no dormitório, é com muito menos aborrecimento que normalmente tiramos da cama o gato adormecido. A pessoa com colapso nervoso, se lhe mostrassem um jardim cheio de gerânios, provavelmente olharia com expressão vazia e diria: "Gerânios? Que gerânios?" A preocupação com seus problemas e consigo mesma amortece seus poderes de observação e assim impede a entrada dessas pequenas alegrias.

Muitas dessas pequenas e felizes experiências estão esperando para ajudar a levantar seu ânimo. O futuro não é tão negro como você talvez pense. Você não precisa de uma grande felicidade para trazer-lhe de volta a alegria de viver. As pequenas coisas farão isso, desde que você tenha olhos para vê-las.

A Triste Paz da Solidão

Trabalhar ao ar livre é particularmente recomendável para depressão. A claridade, a imensidão do céu, a ausência de paredes restritivas, o movimento, tudo ajuda a manter o ânimo elevado e os males dentro de suas proporções. A pessoa deprimida sem o apoio de fonte interior de alegria depende quase inteiramente da ajuda de um ambiente alegre. Uma atmosfera melancólica é quase insuportável. De fato, a reação da pessoa a tristeza é tão exagerada que uma situação ligeiramente deprimente pode parecer-lhe trágica. E suas reações são rápidas. Uma mulher doente dos nervos foi passar uns tempos à beira-mar. Chegou ao escurecer de um dia cinzento e ventoso. Quando descia do automóvel uma rajada de vento proveniente da praia trouxe o som da orquestra de amadores locais tocando uma música lamentosa e um grupo de corvos circulou no alto soltando seus funestos gritos. O efeito depressivo foi instantâneo e destruidor. A mulher sentiu seu coração afundar e, segundo disse posteriormente, só se recuperou depois de dois dias de sol.

Muitas vezes é melhor para uma pessoa deprimida ir ao cinema local ou tomar uma refeição em um restaurante movimentado do que repousar na triste paz da solidão. Claridade e diversão ajudam a manter o interesse e apoiar o debilitado ânimo.

A Folga Pode Acentuar o Sofrimento

Algumas pessoas com colapso nervoso recusam ir ao cinema por várias razões. Dizem que a sensação de irrealidade que experimentam no cinema faz com que tenham mais consciência do irreal e assustador sentimento de seu colapso. Outras dizem que ouvir tantas pessoas rindo felizes apenas enfatiza seu próprio isolamento e miséria. Enquanto para outras, embora possam esquecer-se em um cinema, o fato de voltar à dura luz da realidade quando termina o espetáculo e enfrentar de novo seu colapso pode ser um contraste, um choque tão grande que sua doença parece mais esmagadora e desesperadora do que nunca. A folga só acentua seu sofrimento.

São experiências estranhas como essas que tomam o colapso nervoso um labirinto desnorteante e conservam-no vivo como uma constante fonte de tortura. Para sair do labirinto você precisa avançar e enfrentar essas experiências quando elas surgem. Não tente evitá-las, mas não as desafie e não as expulse desnecessariamente. Apenas aceite-as e esteja preparado para deixar passar mais tempo até poder enfrentá-las sem sofrimento. Lembre-se, o golpe que o atinge quando está voltando do temporário esquecimento de seu sofrimento *não é mais do que um pensamento,* VOCÊ ESTÁ SENDO ACOVARDADO POR UM PENSA-

MENTO. Não se deixe enganar por um pensamento. Por que não tentar ter um pensamento confortador em lugar de um pensamento assustador? Isto pode não ser fácil a princípio, mas a prática o toma mais fácil. Em lugar de pensar: "Meu Deus, o colapso! Conseguirei escapar um dia?" Você pode pensar: "Eu fui capaz de esquecer por algum tempo. Isso é bom. Esquecerei completamente com o tempo." Reconheça que grande parte de seu colapso é formada por *nada mais do que pensamentos assustadores.* Passe flutuando por eles. Com prática, você pode fazer isso.

Enfrentar seu colapso após tê-lo esquecido momentaneamente é uma experiência pela qual você talvez precise passar diariamente. Será menos penoso cada vez que você enfrentá-lo com aceitação e esperança, ao mesmo tempo que o próprio colapso parecerá menos esmagador. Mas eu não quero dizer que você precise enfrentar cada detalhe determinado do colapso que o assusta ou que o pressiona. Pode ser mais sensato evitar certas experiências, especialmente se enfrentá-las não serve a propósito algum. Por exemplo, uma mulher teve uma experiência nervosa especialmente deprimente e perturbadora no cinema e disse que depois disso bastava olhar a fachada de um cinema para sentir reações devastadoras. Piorou por ter ido ao cinema especialmente para "tentar vencer" aquele sentimento.

Eu expliquei que suas reações só eram graves por causa da supersensibilização de seus nervos descarregadores de adrenalina e que no futuro ir ao cinema não a afetaria sempre dessa maneira. Enquanto fosse necessário enfrentar e desmascarar temores passados, e depois flutuar sobre eles, ir ao cinema não serviria a qualquer propósito útil no momento e seria melhor evitar esse sofrimento desnecessário até suas reações se acalmarem. Mas acentuei que ela devia evitar *sensatamente e esperançosamente, não temerosamente,* sabendo que futuramente teria apenas a lembrança de sua perturbação anterior. Devia perceber que evitar agora era apenas prevenir a reabertura *de uma ferida que estava saran-*

do. Não se recuperaria tão depressa se evitasse temerosamente o cinema ou se fosse ao cinema tensamente preparada para "lutar contra aquela coisa". Você é capaz de apreciar a diferença entre essas duas abordagens? E uma das chaves da recuperação.

Viver sozinho

Quando estão bem, as pessoas vivem perfeitamente sozinhas porque têm energia e interesse para participar da vida que as cerca. Quando em colapso, viver sozinho pode parecer insuportavelmente trágico e deprimente. Eu o aconselho vigorosamente a não viver sozinho enquanto está tendo um colapso nervoso. De qualquer maneira, deixe sua casa temporariamente e vá viver com amigos ou mesmo em uma pensão, em qualquer lugar onde possa viver com pessoas. Mas não faça agora qualquer arranjo para abandonar permanentemente sua casa. Você se sentirá diferente em relação a ela quando estiver recuperado e não é fácil encontrar casas. Não dê um passo impulsivo e irreparável.

Depressão Está em Você, Não no Mundo

Além disso, a pessoa deprimida deve lembrar-se de que depressão é um sentimento físico que expressa o extremo cansaço de suas emoções. A medida que deixa de castigar-se com medo, luta e fuga do medo, você se torna menos cansado e a depressão gradualmente cessa. Seu corpo é como um carro com uma bateria ruim. Se você ficar dando partida sem parar, a bateria não terá possibilidade de recarregar-se. Se você puder flutuar sem castigar seu corpo com medo e preocupação, a bateria se recarregará com *alegria de viver.* Depressão não dura sempre. Passe flutuando por esse período de depressão, olhando para frente esperançosamente.

Acima de tudo, lembre-se que a depressão está em você e que o mundo não é tão terrível. Depressão é uma doença, exatamente como a gripe é uma doença, e a natureza está esperando para curar tanto uma quanto a outra, se você deixá-la agir. Mas depressão atua em um círculo vicioso: a lembrança do sofrimento de ontem constitui um mau começo para hoje. Você pode sair desse círculo, dizendo: "Muito bem, ontem foi um dia mau. Hoje talvez também não seja bom, mas à medida que os dias passam gradualmente melhorarão, se eu deixar." Quando for capaz de dizer isso e acreditar no que está fazendo, você verá acontecer um milagre.

Lembre-se:

> por mais profunda que seja sua depressão, você pode recuperar-se; depressão é uma doença temporária;
>
> as drogas antidepressivas modernas são úteis;
>
> fique fora da cama durante o dia e se ocupe na companhia de outros;
>
> tenha um programa de ocupação planejado;
>
> quando uma folga acentuar seu sofrimento, revise seus pensamentos e substitua desespero por esperança;
>
> mais uma vez: depressão é uma doença; a natureza está esperando para curá-lo.

18
Perda de Confiança

A pessoa com colapso nervoso invariavelmente se queixa de perda de confiança. De fato, muitas pessoas dizem que sentem tão agudamente sua instabilidade que é como se sua personalidade se tivesse desintegrado. Este sentimento é alimentado pelo bombardeio de lampejos rápidos e fortes de reação emocional que o paciente recebe aos mais legeiros estímulos desagradáveis. Este ataque, na presença de uma situação de estresse, é tão desconcertante, esmagador mesmo, que a vítima não consegue elevar-se acima dele para pensar claramente. Além disso, a pessoa em geral está tão mentalmente cansada que os pensamentos chegam vacilantes, acompanhados por dores de cabeça. Por essa causa, o paciente é indeciso e vulnerável a sugestões. Não sente força interior de que possa depender, nenhum ego interior com o qual possa procurar direção. E essa falta de harmonia interior para manter suas emoções, pensamentos e ações unidos que o leva a escolher a palavra "desintegração" para descrever seu estado.

De fato, é como se o paciente precisasse recolher as partes desprendidas de sua personalidade para juntá-las e fixá-las no lugar, antes que possa surgir uma pessoa confiante e integrada. Para fazer isso ele geralmente tem que vencer as próprias fraquezas de seu caráter que ajudaram a causar o colapso para que à medida que se recupera seja integrado em um plano mais elevado, seja uma pessoa melhor. Disso resulta sua aquisição de nova confiança.

Um jovem médico procurou minha ajuda. Havia perdido a confiança depois de uma série de contratempos domésticos e seus nervos estavam tão cansados pelo medo e preocupação que prejudicavam seu trabalho. Dar uma simples injeção passou a ser uma batalha. Passava cada dia travando essas batalhas até ficar certo de que aguentava mais. Entrou em pânico e quis abandonar a medicina. Usou o termo desintegração quando descreveu seu estado.

Expliquei a causa dessa aparente desintegração e acentuei que ele poderia continuar tendo sucesso se, em lugar de enfrentar cada situação com tensa determinação de vencê-la, se relaxasse, aceitasse seu presente estado como temporário e passasse flutuando pelas reações provocadas por qualquer aspecto de seu trabalho que então o afligisse. Em outras palavras, fazer o melhor que pudesse muito calmamente e contentar-se com os resultados, reconhecendo que esperar mais de si próprio em sua atual condição de esgotamento seria tolice. Expliquei perfeitamente a significação de "flutuar".

Quando voltou posteriormente, o jovem era uma pessoa diferente. "Aprendi o truque de flutuar", disse ele. Contou-me que sua primeira experiência depois de voltar ao hospital fora penosa. Fora obrigado a aplicar um anestésico, o que, em seu estado nervoso parecia particularmente difícil. Para tornar as coisas piores, o cirurgião, com o bisturi na mão, voltara-se para ele e dissera: "Acho que você sabe, moço, que este paciente tem coração fraco." O jovem estava a ponto de largar seus instrumentos quando se lembrou de minhas palavras. Sabia que era capaz de aplicar o anestésico, por isso passou flutuando pela destrutiva sugestão de que não podia fazê-lo, lembrou a si próprio que isso era apenas um pensamento, relaxou-se e prosseguiu tranquilamente. Não teve mais dificuldades.

Eu não aconselho todas as vítimas de colapso nervoso a permanecer em seu posto, particularmente em situação tão difícil quanto essa. O problema de cada pessoa precisa ser avaliado e às vezes é mais prudente deixar o trabalho temporariamente.

Não se deixe alarmar pelo termo desintegração se não o tinha ouvido antes. Sua personalidade não se desintegrou verdadeiramente. Seus nervos descarregadores de adrenalina estão apenas supersensibilizados por medo e contínua tensão, e sua mente retardada pelo consaço. Isso cria a ilusão de desintegração. Quando suas reações emocionais se acalmarem, você se sentirá rapidamente integrado de novo. Você está agora passando por uma fase muito temporária. Integração e confiança voltam juntas. Uma depende da outra e as duas dependem de paz de espírito.

Nasce um Novo Sentimento

A princípio, você talvez não seja capaz de seguir confiantemente o conselho dado neste livro. *O mais que se pode esperar a princípio é que você decida tentar fazer como foi mostrado. Você* verá que essa decisão por si só lhe dará um novo sentimento, sem dúvida um pouco fraco a princípio, mas ainda assim um novo sentimento nascerá. Sua confiança cresce e a esperança entra no quadro, quando você vê o método funcionar. A volta da confiança desempenha um grande papel no sentido de determinar o ritmo de sua recuperação. Lembre-se, a força de um músculo pode depender da confiança com que ele é usado.

Você talvez se desespere vezes e vezes seguidas. Isso não é importante se se lembrar de nunca desesperar completamente e estiver sempre disposto a recolher os pedaços e seguir em frente. Se fizer isso, um dia sentirá a confiança de que tanto necessita. Ela nascerá de sua relaxada aceitação de todas as estranhas sensações associadas a seu colapso e da determinação de nunca admitir derrota. Quando eu disse isso a uma mulher, ela perguntou: "Como posso nunca admitir derrota?" A resposta é que você nunca é derrotado enquanto estiver disposto a seguir em frente.

Altos e Baixos

O caminho da recuperação é obstruído por muitos fracassos temporários. É como viajar no sopé de uma montanha em direção ao pico. Você viaja para baixo com tanta frequência que é difícil perceber que, apesar disso, ainda está subindo. Este aspecto de altos e baixos da recuperação é extenuante e frustrador. Lembro-me de um jovem que dizia:" Sinto-me cansado de estar subindo em um minuto e descendo no minuto seguinte. Quase preferiria ficar embaixo o tempo todo e acabar com isso."

É verdade que, exatamente quando pensa que está virando a esquina e sentindo-se bem, você pode ter um de seus piores recuos. Você pode desperdiçar muita energia tentando descobrir por que isto acontece. Um paciente disse: "Eu passei uma semana maravilhosa, doutora, a melhor que já tive, e depois no sábado e domingo me senti terrivelmente mal, tão ruim quanto antes. Como é possível isso?"

Pode ter sido algum acontecimento trivial qúe a fez recuar, mas será tão importante descobrir o que foi? Estranhamente, para o paciente sempre parece ser. Na realidade, só é importante perceber que amanhã é outro dia e pode ser o melhor de todos, por mais perturbador que ontem ou hoje possa ter sido. Não meça seu progresso dia a dia. *Olhar para o futuro esperançosamente, com confiança, é uma ajuda tremenda. Faz com que você passe por ontem, passe por hoje, passe por amanhã até chegar à recuperação.*

O progresso de escorregar para trás é fácil de compreender.

O passado guarda tantas lembranças atemo- rizadoras para a pessoa, que teve um colapso nervoso, que mesmo um pequeno recuo encontrará uma legião delas prontas para envolvê-la. Leva tempo para embotar essas lembranças. Mas, depois de ter saído de alguns desses reveses, a pessoa desespera-se menos facilmente e a confiança cresce a cada experiência. Quando você consegue confiança por seu próprio esforço, nada pode destruí-la de novo. Nenhuma derrota futura poderá destruí-la. Pode parecer em alguns momentos de desespero que ela se foi, mas a lembrança de sucessos passados, por menores que sejam, dá a você a coragem de tentar de novo e, assim, a derrota é derrotada.

Assim, reconheça que:

> desintegração não é mais que bombardeio por reação emocional exagerada acompanhado por pensamento lento e confuso, causado por fadiga emocional e mental;
>
> integração voltará com paz de espírito e paz de corpo; confiança nasce quando se segue em frente apesar da derrota;
>
> apesar dos altos e baixos no caminho para a recuperação, a direção principal é sempre para cima; confiança, conquistada por sua própria experiência, nunca o deixará completamente.

19
Dificuldade de Manter Contato Com Outras Pessoas

Muitas pessoas com colapso nervoso queixam-se não apenas de perda de confiança, mas também de que não se sentem parte do mundo que as cerca. Não é incomum ouvir uma delas dizer: "Não sou capazde estabelecer contato com outras pessoas. É como se elas estivessem em um mundo e eu em outro. Por mais que tente, parece que não sou capaz de encontrar o caminho de volta para o mundo delas. Será que vou ficar louca?"

Quando desesperadamente preocupado com seus próprios problemas, não é fácil para qualquer um de nós interessar-se pelo automóvel novo do vizinho. É ainda mais difícil para a pessoa com colapso nervoso. É esse estreitamento de interesse experimentado no colapso que leva a um sentimento de afastamento do resto do mundo. Não é fácil manter contato com pessoas se, enquanto falamos com elas, nossa mente está continuamente voltando-se para nós próprios. Além disso, para a pessoa com colapso este mundo de introspecção é carregado de tão intenso sofrimento que se torna impossível para ela sentir-se harmoniosa com alguém que possa rir alegremente. O sofrimento introspectivo afastou a pessoa do mundo de vida normal e ela não se sentirá novamente parte desse mundo até que seu interesse esteja voltado para ele e não para si própria.

Este sentimento de incapacidade de fazer parte do mundo que a cerca é acentuado pela impaciência da pessoa em caminhar diretamente de seu mundo para a normalidade, isto é, de sua impaciência por rápida recuperação. A transferência é geralmente gradual. Pode levar semanas para que a pessoa esteja suficientemente interessada na vida cotidiana para sentir-se parte dela.

Emoções Normais Congeladas

A ilusão de perda de contato com outras pessoas pode ser tão forte que alguns indivíduos se queixam de que não são capazes de sentir amor por aqueles que antes amavam, até mesmo por seus próprios filhos. É como se tivessem um vácuo onde deveriam estar seus sentimentos. Esses indivíduos apenas complicaram seus sentimentos de afastamento esgotando sua capacidade de sentir emoções normais. Sentiram emoções temíveis muito intensamente e durante muito tempo.

Para a pessoa assim, é um erro procurar e tentar forçar sentimento normal. Precisa esperar que ele retorne, como inevitavelmente acontecerá. E como se suas emoções normais estivessem congeladas e ela precisasse esperar que se descongelassem. Uma mulher queixava-se particularmente que durante meses não tivera o menor contato com seu marido e seus dois filhos. Depois de seis meses de tratamento longe da família, esta devia visitá-la. Ela imediatamente começou a preocupar-se com a ideia de sentir-se agora mais perto de seus familiares. Expliquei-lhe que estava fazendo da situação um problema por preocupar-se demais com ela. Pensara que havia perdido contato com sua família durante muito tempo, o hábito se firmara e era muito improvável que o visse modificado em seis semanas, especialmente quando acompanhara a situação tão ansiosamente. *Precisava estar preparada para esperar que passasse mais tempo e não registrar e exigir progresso de si própria a cada dia durante a visita dos familiares.* De fato, reconciliada com a ideia de esperar mais tempo, ela se livraria de muita tensão e ansiedade, podendo por isso surpreender-se ao descobrir que eram mais uma vez felizes todos juntos.

Estranheza Imaginada no Comportamento de Outro

Por causa de um sentimento de afastamento, a pessoa com colapso nervoso pode sentir-se tão fora do círculo familiar que sua imaginação é capaz de transformar pouca coisa na situação mais emocionalmente envolvida. A mulher que acabei de descrever, além de considerar-se incapaz de ter contato com sua família, imaginou que os filhos não a queriam mais e que estariam mesmo melhor sem ela. Se tivesse tempo suficiente, provavelmente se projetaria em uma variedade de situações estranhas.

Acentuei-lhe que o comportamento de seus filhos só refletia o seu próprio comportamento. Eles se sentiam estranhos porque ela estava agindo de maneira estranha, sendo tão consciente e tornando-os tão conscientes de tudo quanto diziam ou faziam. Se pudesse voltar a ser apenas "mamãe", cuidar das refeições deles, falar como os amigos deles como costumava fazer e deixar de analisar como eles se sentiam e agiam em relação a ela, eles logo voltariam a ser as crianças naturais que sempre haviam sido. Era isso o que ela mais queria.

Contato Excessivo

Em contraste com a falta de contato, algumas mães com doença nervosa queixam-se de pensar demais na família. Dizem elas: "Não é justo que façam a mãe doente sentir que depende dela a felicidade de todos os outros. Por que é preciso que a mãe se esforce sempre para fazer a felicidade de todos? Por que podem eles tentar fazer-me feliz pelo menos uma vez? Assim que fico doente, todos eles caem aos pedaços!"

A resposta é simples. Quando está bem de saúde, a mãe é a corda que amarra juntos os membros da família. Quando ela está doente, a corda afrouxa, a família sente-se solta e espera que ela arrume as coisas de novo. Nunca pensam em trocar de lugar com a mãe e esforçar-se também um pouco para esticar a corda. Apenas suspiram miseravelmente e esperam que a mão que balançava o berço comece a balançá-lo de novo. Eu disse a uma mocinha. "Há muita comida na geladeira, por que você está-se queixando?" Ela respondeu: "Eu não gosto de abrir a geladeira e pegar alguma coisa para comer. Gosto que mamãe esteja comigo quando como." Quando ela está bem, essa é a vida da mãe e é assim que ela quer; quando está doente, essa é ainda a vida da mãe e é assim que ela é tratada!

Falando Sobre Você

Para a pessoa com colapso nervoso, por causa do sentimento de afastamento, é fácil tornar-se sensível e desconfiada. A pessoa pode pensar que seus amigos estão falando sobre ela e às vezes estão mesmo. Eles notam sua aparência preocupada e desleixada, sua distração, e se preocupam com isso. Assim, quando a pessoa volta a entrar em um aposento de onde acabou de sair, é muito provável que às vezes a conversa cesse abruptamente.

Não fique desconcertado com o que pensa ser a estranheza do comportamento dos outros em relação a você. Aceite tudo isso. Encolha os ombros e pense: "Eu não vou ser tolo. Isso passará com o tempo. O tempo arrumará tudo." E arrumará mesmo.

Olhe à frente para a paz da recuperação e deixe que o tempo o leve até lá.

Assim,

> quando andar pelas ruas perguntando a si próprio se voltará um dia a estar no mesmo mundo que os transeuntes, lembre-se que estará lá tão logo perca o interesse pelo seu mundo de medo;
>
> não tente forçar o sentimento normal; deixe que o tempo o traga de volta para você;
>
> se outros parecem agir de maneira estranha em relação a você, pratique o hábito de encolher os ombros.

20
Dificuldade de Voltar Para Casa

É muitas vezes aconselhável transferir o paciente para novos ambientes a fim de apressara recuperação. Contudo chega o tempo em que a recuperação está suficientemente adiantada para permitir o regresso do paciente a sua casa. Talvez você esteja nesta situação e a ideia de voltar para casa paire sobre você como uma negra nuvem. Você pensa: "Como reagirei quando estiver em casa? Será que terei uma recaída?" Se voltar depois de recuperar-se flutuando e aceitando, você terá uma excelente ideia de como reagir, porque aí se aplica o mesmo princípio. Não deve haver luta; não deve haver holofotes voltados para seus sentimentos; não deve haver indagações como "Gostarei disto? Gostarei daquilo?"

Não é importante como você se sente quando chega em casa. Seus sentimentos serão inevitavelmente mistos. Você ficará satisfeito por estar em casa; assustado por estar em casa; atemorizado por ver de novo os lugares onde sofreu; contente por estar entre as pessoas que você ama, mas temeroso de decepcioná-las e ficar doente de novo. *Perceba que nenhum desses sentimentos é permanente e que, portanto, nenhum deles é realmente importante.* Admita-os em seu íntimo, mas não dê muita importância a eles. Aceite que você provavelmente terá uma estranha mistura de sentimentos durante algum tempo. Quem não teria? Fale a respeito deles com um membro de sua família que demonstre simpatia. Expressar em palavras seus temores ajudará a dissipá-los mais depressa. Mas, no fundo, guarde o conhecimento de que *reconciliada aceitação de todos os sentimentos estratihos gradualmente acabará com eles.* Você já experimentou como aceitação acalmou as sensações de colapso. Acalmará também esse sentimento de apreensão.

Apesar de suas resoluções, você talvez pareça deteriorar-se nos primeiros tempos depois de voltar para casa. Talvez seja deixado sozinho o dia inteiro e, depois de ter estado constantemente com pessoas quando se encontrava fora, o contraste com a solidão em casa pode a princípio parecer muito grande. Além disso, apesar de preparar-se para lembranças desagradáveis em casa, o contato efetivo com elas pode ser surpreendentemente perturbador e você talvez não consiga fazer a diferença entre realidade e memória. Assim, enquanto anda de aposento para aposento, assaltado por penosas recordações, você pode entrar em pânico e pensar que está "recaindo". Você pensa: "Por que não posso ser feliz em minha casa? Por que ela precisa fazer isso comigo? Eu não estou melhor do que estava. Contudo, eu me sentia muito melhor quando estava fora. O que há de errado em mim?"

Esse é o lar que você ama, mas é também o lugar onde você sofreu profundamente e não seria humanamente possível esquecer com facilidade aquele sofrimento. Você se lembra da mulher que dizia não poder cuidar de si própria? Com o tempo ela se curou e depois de um feriado telefonou-me alegremente para dizer como se sentia bem e anunciar que vinha ver-me no dia seguinte. Chegou parecendo muito bem, mas não dava a impressão de estar tão radiante quanto havia parecido no dia anterior. De fato, mostrava a sombra do antigo olhar assustado e eu disse: "A senhora ficou surpreendida ao descobrir que tão logo se sentou nessa conhecida cadeira, seus temores voltaram? Ela respondeu: "já estavam de volta antes disso, doutora! Assim que pus os pés na escada, eles voltaram! Que há de errado comigo?"

Eu disse: "Você seria uma mágica se pudesse banir imediatamente a lembrança de sofrimento associada àquela escada. Mas compreenda que *é apenas a lembrança* e não se deixe enganar por ela. Passe por ela flutuando e na próxima vez que vier ficará surpreendida ao ver como será fácil." Ela se retirou aliviada e feliz.

Por isso, se estiver em situação semelhante, admita que você pode a princípio ficar perturbado por penosas lembranças ao voltar para casa, mas passe flutuando por elas, percebendo que, à medida que transcorrerem os dias, essas lembranças se tornarão cada vez mais fracas, até serem substituídas por outras mais felizes. Ademais, quando isso acontece, o conhecimento de que está se recuperando traz sua própria alegria e alívio, ajudando-o a esquecer o sofrimento passado. Sentar-se pacificamente e conversar com um amigo será a princípio uma maravilha e uma delícia. Gradualmente, você aceitará isso como parte da vida normal, que é como deve ser.

Às vezes, talvez semanas, mesmo meses depois de voltar para casa e depois de ter esquecido as arestas de seu colapso, uma lembrança dele pode apanhá-lo desprevenido e trazer-lhe de volta momentaneamente algumas das velhas sensações. A princípio, você pode ficar assustado e pensar: "Oh, outra vez não!" Mas então lembrará que se curou no passado e perceberá que pode fazer o mesmo outra vez, se necessário, e seus temores se acalmarão, ao mesmo tempo em que pensará: "Por que preocupar-me com a possibilidade de começar tudo de novo:" Você não se preocupará. Passará flutuando pela desagradável lembrança.

Seu núcleo interior de confiança lá está, firme como uma rocha contra qualquer sugestão destruidora. Essa é sua garantia contra outro colapso nervoso. Você compreende e, portanto, não tem medo. Você conhece o caminho de entrada, mas também conhece o caminho de saída. VOCÊ NUNCA MAIS FICARÁ PERDIDO NAQUELE LABIRINTO, VOCÊ FOI SALVO DA DESORIENTAÇÃO.

Assim,

volte para casa com confiança;

reconheça a diferença entre memória e realidade;

não se deixe enganar pela memória.

Enfrentando de Novo o Que o Deixou Doente

É muito encorajador, quando se prepara para voltar para casa depois de recuperar-se de um colapso, ouvir sua família dizer: "Tudo mudou lá em casa. Nós compreendemos o que o deixou doente. Você não precisará enfrentar de novo aquilo." Você então navega para casa com todas as bandeiras hasteadas. Contudo, é mais comum a família dizer: "Você esteve fora durante meses. Agora já deve estar curado. Por isso, quanto antes voltar para casa, melhor." Nenhuma menção a qualquer mudança.

O afastamento da origem do mal propicia tempo para que as emoções se acalmem, de modo que quando você pensa em seus problemas suas impressões repulsivas são provavelmente menos fortes. Você teve tempo para adquirir certo isolamento que o ajuda a "elevar-se acima da situação". Em outras palavras, seus esgotados nervos descarregadores de adrenalina, afastados da fonte de constante irritação, tiveram tempo de recuperar-se e não dão respostas exageradas à simples ideia de sua complicação. Você é capaz de pensar sem excessivo sentimento.

Até aqui tudo bem. Mas simplesmente voltar mais calmo e esperando o melhor não é suficiente. Você está muito vulnerável. Por baixo de sua recém-adquirida calma, você está-se perguntando até quando sua nova armadura resistirá sem rachar-se. Para sentir-se mais seguro, você precisa levar para casa um plano de ação definido. Precisa ter uma maneira aceitável de olhar para seu problema antes de voltar.

Se seu sofrimento passado foi suficientemente forte para causar um colapso nervoso e se, ao voltar para casa, você terá que enfrentar a mesma fonte de sofrimento, é evidente que precisa ter razões muito boas para voltar. A inclinação natural é correr na direção oposta. Se vai voltar para casa simplesmente porque não tem outro lugar para ir, possivelmente porque não tem dinheiro e nem treinamento para ganhar dinheiro, e não deseja aceitar um emprego não especializado ainda que isso signifique viver em paz longe de casa, admita então que você não é um pobre ser humano perseguido, cuja cabeça o destino insiste em colocar sobre o cepo, mas uma espécie de pessoa muito comum que insiste em colocar sua própria cabeça sobre o cepo. Deixe de considerar-se um mártir. Com o elemento mártir honestamente eliminado, a situação em casa parecerá menos intolerável. De alguma maneira, o que acontece não parecerá tão ruim quando você admite que voltar para aquilo foi realmente sua própria escolha.

Por exemplo, se você tem filhos pequenos e está voltando para um marido que passa as noitinhas fora de casa e volta embriagado, então é óbvio que está voltando porque decidiu que ele não é um pai tão ruim quando está sóbrio e que é melhor para as crianças terem um lar com ele do que sem ele. Por isso, em lugar de infemizar-se, ponha a comida dele no forno e descubra outra ocupação. Você escolheu dar às crianças um lar, não um campo de batalha. É espantoso como, depois de mudar sua maneira de encarar uma situação, a própria situação pode mudar.

Assim,

compreenda por que você está voltando para casa;

tenha isso firmemente em mente;

tire sua cabeça do cepo e aproveite o melhor possível a situação.

21
Apreensão

A Sombra da Sombra

Embora depois de recuperar-se de um colapso a pessoa não tenha mais tanto medo, ela talvez seja incapaz de perder um sentimento de apreensão. Isto a deixa perplexa. Ela pensa: "Por que eu devo ter ainda este vago sentimento de ansiedade, como se alguma coisa terrível estivesse para acontecer? Eu nada tenho com que me preocupar agora, por que me sinto assim?"

E mais provável que esse sentimento venha de manhã assim que a pessoa acorda, antes que tenha tido tempo de rever os aspectos agora mais agradáveis da situação e de reorientar-se. E um hábito emocional criado pelos meses ou anos de verdadeira ansiedade. A isso se tem chamado de "sombra da sombra".

A maioria de nós já experimentou esse sentimento. E comum na meia-idade, quando muitos ficam perdidos na tristeza. A saúde que aceitávamos como nosso direito, o corpo que antes não nos causava a menor preocupação, podem dar-nos agora um desagradável choque, fazendo com que nos vejamos diante de uma ou mais internações em hospital. E muito provável que nessa ocasião surjam também dificuldades domésticas. Parentes precisam ser tratados durante longas enfermidades e podem ser levados pela morte. Os filhos em crescimento estão em uma idade na qual podem causar muita preocupação e podemos passar muitas noites e madrugadas acordados esperando ouvir a chave na fechadura antes de pegarmos no sono. Complicações podem seguir-se em tão rápida sucessão que, mesmo quando estão ausentes, sentimos como se estivessem pairando no fundo à espera do momento de voltar.

Só tempo e aceitação podem dissipar isso. Contudo, podem demorar tanto para executar seu trabalho que o paciente talvez procure a ajuda de um médico.

A paciente (geralmente é uma mulher) muitas vezes diz que se sente mais desanimada do que realmente deprimida ou infeliz. Por isso desencoraja-se facilmente. Ela pensa: "Não seria agradável conversar com Alice?" mas quando pensa em tomar banho e vestir-se, desiste de sair. Se Alice pudesse materializar-se e dizer algumas palavras, ela gostaria bastante, mas vestir-se e tomar um ônibus? Não, isso seria demais! Planejar antecipadamente qualquer prazer é trabalho demais.

Essas pessoas às vezes procuram o médico chorando. Pensam que têm um verdadeiro problema. Como poderão voltar a ser o que eram? Estarão ficando loucas? Ou (esperançosamente) será a menopausa.

Muitas pessoas ficam grandemente aliviadas ao ouvir que não são diferentes de numerosos outros indivíduos que passaram por esse período da vida. Sentem-se especialmente confortadas ao compreender que seu mal é um hábito emocional, não mental, e que pode ser curado.

A cura é a mesma para você se, depois de recuperar-se de um colapso nervoso, ficou com aquele fundo de ansiedade que não consegue compreender. Você precisa perder o hábito de ficar carregando a ansiedade de um lado para outro. *Em primeiro lugar, faça o esforço de ir visitar Alice.* Um hábito precisa ser quebrado, a sombra de uma sombra precisa ser apagada, e a maneira mais rápida de fazer isso é substituí-lo por outras lembranças, por outros sentimentos. E surpreendente como os sentimentos normais estão próximos da superfície quando você faz o esforço para livrar-se da sombra da sombra. Você talvez saia para visitar Alice sentindo que pouco lhe importaria se o ônibus fosse para Timbuktu, mas depois de Alice ter falado sobre si própria durante meia hora e você ter falado sobre si própria durante uma hora, é surpreendente como você se sente melhor. Na viagem de volta no ônibus, é possível mesmo que você se veja encolhendo--se amistosamente para dar lugar a alguém.

Não é fácil encontrar o mesmo incentivo ficando em casa e apenas dizendo a você o que deve fazer, enquanto espera o tempo passar. É essencial sair de casa, onde a sombra se sente muito à vontade. É essencial encontrar-se com outras pessoas. Muitas donas de casa de meia-idade passam a trabalhar temporariamente para ajudar a perder esse sentimento e melhoram tanto com a mudança diária de cenário que aquilo que começaram como ocupação temporária se torna permanente.

Você pode também ajudar a mudar o padrão diário de seus sentimentos fazendo pequenas extravagâncias cada dia. Por exemplo, uma dona de casa certa vez escreveu a um jornal descrevendo como vencera esse estado por meio de pequenas concessões a si própria. Quando viu violetas na vitrina da floricultura, em lugar de pensar como era seu hábito: "Pagar esse preço por violetas? Que extravagância!" ela as comprou e fez questão de gozá-las o dia inteiro, parando para cheirá-las e admirá-las. Estava mudando o padrão de suas emoções pela introdução proposital de momentos felizes.

Faça concessões a si própria dessa maneira a fim de acostumar-se de novo com o sentimento de felicidade e substituir gradualmente a ansiedade. Faça o esforço para ajudar a sombra da sombra a passar e não se esqueça das violetas.

22

Os Três Bons Amigos: Ocupação, Coragem e Religião

Agora você terá entendido que colapso nervoso não é mais que esgotamento emocional e mental iniciado e mantido pelo medo. A maioria de nós experimenta, até certo grau, sofrimento dessa espécie durante o curso normal de sua vida, o que nos permite dizer que colapso nervoso não é mais que a acentuação dessa experiência normal. Não há monstro esperando para devorar-nos; nem precipício no qual cairemos "se não tivermos cuidado"; nem ponto especial além do qual a recuperação seja particularmente difícil. ***Em qualquer lugar, a qualquer tempo durante o colapso, se perdermos nossos medos, poderemos sair dele.*** Talvez não imediatamente, mas em tempo surpreendentemente curto.

Você pode sentir que o destino está pronto a empurrá-lo de volta à menor oportunidade durante sua recuperação, mas pode alegrar-se com a ideia de que, faça o destino o que fizer, três bons amigos nunca o abandonarão: ocupação, coragem e religião.

OCUPAÇÃO

Para uma pessoa com colapso nervoso, ociosidade pode ser uma tortura, cada momento uma eternidade e a tensão quase insuportável. A mente exausta dispara agitadamente, mas observa cada momento passar. Nenhuma quantidade de auto castigo pode detê-la. Parece estar quase além dos poderes da vítima livrar-se dessa situação, a menos que tenha alguma muleta sobre a qual repousa sua mente cansada. *Ocupação na companhia de outras pessoas é sua melhor muleta.* Mas é essencial que a pessoa não esteja mais desorientada por seus problemas e não esteja se lançando em uma ocupação como meio de combatê-los. Senão seria levada a maior exaustão e mais desorientação.

A pessoa precisa primeiro *encontrar uma* solução ou uma acomodação para seu problema, procurando conselho quando necessário; precisa estar preparada para deixar de lutar e para flutuar em direção à recuperação, aceitando todas as peças que seus nervos lhe pregarem enquanto tenta perder-se *na ocupação.*

Quando ocupada, uma pessoa pode, por assim dizer, dividir sua mente em duas partes: a parte que sofre e a parte nova que aceita e flutua. Apesar dessa nova abordagem, a parte que sofre continuará provavelmente a sofrer em certa medida, com as dificuldades pairando no fundo, *mas no fundo.* Nesse momento é que a ocupação representa uma bênção, atuando como uma tipoia para a mente cansada, introduzindo pensamentos penosos, mas impessoais, de modo que o sofrimento recua gradualmente. Eu repito que *isso só acontece quando o padrão emocional é aceitar e olhar para a cura futura, sem resistência, ressentimento, luta e medo.*

Infelizmente, muitas pessoas que sofrem colapso são de meia-idade e não é fácil encontrar ocupação adequada para elas. É mais difícil ajudar mulheres de meia-idade do que homens. Um homem pode muitas vezes continuar em seu trabalho, que geralmente oferece uma mudança diária de cenário e companhia.

Um homem de meia-idade estava representando sua empresa no exterior em um empreendimento que envolvia tensão mental, competição, viagens árduas contra o tempo e pouco sono. Ficou esgotado quando mais precisava de sua sagacidade e entrou em pânico à ideia de fracasso. Concluiu seu trabalho e voltou para casa, mas a essa altura já estava bem adiantado em um colapso nervoso, de que sofreu durante dois anos. Foi submetido a vários tratamentos sem benefício duradouro e quando eu o vi estava desesperado. Explicou que estava tão doente que cada pensamento era um peso. Isso era particularmente perturbador porque seu trabalho como engenheiro envolvia complicados pensamentos. Tentou muitas vezes retomar ao trabalho, mas todas as vezes desistiu desesperado e voltou para casa em estado pior do que nunca antes. Ninguém, disse ele, poderia ter lutado mais. Mostrei-lhe onde havia cometido seu erro e aconselhei-lhe o que fazer. Ele disse: "O que a senhora diz parece simples demais. Mas tentarei à sua maneira."

Como estava fisicamente esgotado, recomendei-lhe ocupação leve em casa durante algumas semanas, consertando um automóvel velho. Ao final desse tempo, ele havia melhorado, mas ainda temia voltar ao trabalho e arriscar-se a um fracasso. Mais uma vez eu apontei seu erro no passado. Expliquei que seu cérebro não estava danificado, como ele pensava; que era capaz como sempre de fazer complicados cálculos; mas só podia trabalhar em ritmo lento. Mostrei-lhe também como anteriormente, quando começava a calcular, ele havia primeiro erguido uma barreira de medo e falta de confiança. Como podia esperar que uma mente fatigada e portanto altamente suges- tionável pudesse superar isso e trabalhar satisfatoriamente. Seu cérebro estava tão esgotado por pensamentos desesperados, que não era de admirar que só pudesse rastejar. Que mecanismo maravilhoso poderia sequer funcionar em tais circunstâncias?

Mostrei-lhe que precisava estar preparado para tentar muitas vezes resolver seus problemas de engenharia antes de consegui-

-lo. Precisava aceitar que no momento talvez houvesse alguns, ou mesmo muitos, que ele não seria capaz de resolver. *De maneira nenhuma devia fazer questão de resolvê-los, tentando provar a si próprio que era capaz de fazê-lo.* Devia relaxar-se até o máximo de sua capacidade, respirar tranquila e calmamente, e preparar-se para pensar tão vagarosamente quanto lhe permitisse sua mente cansada. Naquelas circunstâncias como poderia pensar depressa?

Além disso, não devia preocupar-se com a ideia de parecer tolo aos olhos dos outros. Que importavam os outros? Quem sabe, um dia talvez um deles batesse à sua porta para pedir ajuda.

Vezes e vezes expliquei que a qualidade de seu pensamento não havia mudado, mas apenas seu ritmo fora retardado pela fadiga resultante de tensão e medo.

Esse homem recuperou-se depois de alguns meses fazendo o que lhe era aconselhado. Não foi fácil, mas nenhum sucesso valioso é fácil. Ele é agora importante executivo de sua empresa e pessoa muito mais solidamente integrada do que antes de seu colapso. Ainda mais importante, ele agora não é vulnerável. Se os nervos começam a fazer seus velhos truques, *ele se relaxa e os aceita,* não tenta combatê-los. Relaxação e aceitação dão pouco encorajamento para colapso nervoso.

Este homem teve a sorte de haver encontrado condições favoráveis para sua recuperação. Seu cargo estava esperando por ele, que podia voltar tão gradualmente quanto quisesse. Além disso, uma esposa compreensiva permaneceu a seu lado, embora às vezes se sentisse ferida, assustada e desorientada. O médico pode ajudar muito se dedicar tempo a explicar o colapso nervoso para uma esposa assim.

A situação entre marido e mulher pode tornar-se complicada. O marido, se é ele a vítima, incapaz de fazer sua mente exausta decidir, pode voltar-se para a esposa à procura de orientação a respeito de pequenos detalhes. Depois, sentindo-se diminuído por fazer isso, agirá contra o conselho dela em um patético esforço para reafirmar sua virilidade e restabelecer sua dignidade a seus olhos e aos de sua esposa. Não é de surpreender que algumas esposas fiquem desesperadas.

Dona de Casa de Meia-Idade

Um homem, com ocupação normalmente fora de casa, em geral mantém seu mal mais em perspectiva e recupera-se de colapso mais depressa do que uma dona de casa, que é deixada a arrumar camas, varrer o chão e lavar roupa, tendo apenas vendedores e crianças com quem conversar. Em seu trabalho há pouca coisa que possa distraí-la. Ela o executa automaticamente e em um lugar onde é constantemente lembrada de seu sofrimento. Foi quando lavava roupa que teve seu primeiro ataque de palpitação, por isso o tanque oferece-lhe agora novos temores. Além disso, a família das mulheres de meia-idade já saiu de casa, de modo que o serviço doméstico é mais leve, termina ao meio-dia ou ainda mais cedo e a mulher é deixada com as longas e tediosas horas da tarde para preencher. Nem sempre pode passar o tempo com suas vizinhas, por mais cooperativas que estas sejam.

Uma dona de casa doente e solitária contou por escrito como se sentia após os membros da família terem saído para trabalhar durante o dia. Suas palavras são aqui reproduzidas sem alteração. Escreveu: "Um sentimento me domina. Eu fico quente, minhas faces ardem, minha garganta não pára de engolir, meus lábios ficam secos e trêmulos. Sinto-me como se estivesse sufocada. Minha barriga está virando. Sinto que não quero ficar sozinha. Fecho minhas mãos que estão tensas. Os músculos de meu pescoço ficam tensos. Minhas pernas ficam vacilantes. Alguma coisa aperta minha cabeça e eu sinto que ela vai estourar. Tenho vontade de apertar as mãos. Sentei-me à mesa da varanda. É coisa que eu não conseguia fazer antes. Antes, quando eu sentia que ia ter uma coisa assim, meu primeiro impulso era sair e andar um pouco. Agora sinto-me um pouco melhor. Meu marido saiu. Foi horrível quando ele partiu com o carro. Vou tentar ser sensata, entrar, lavar roupa e conversar com meu cãozinho."

No dia seguinte, ela escreveu: "Acordei pensando que devia sair com meu marido. Mas ele não podia levar-me. Mais tarde o sentimento de estar sozinha dominou-me. Amanhã, eles vão sair cedo. Isto parece ser um grande problema. Tenho a impressão de que estou ficando sufocada e as paredes estão se fechando em volta de mim. Eu ainda me sinto tensa e vou tentar fazer algum serviço doméstico. Terei agora que esperar o dia inteiro antes que eles voltem para casa. Isto parece um grande problema."

É óbvio que jamais essa mulher devia ser deixada sozinha, tentando enfrentar as longas horas que tinha a sua frente.

Quando uma mulher assim não pode deixar sua casa temporariamente, ajuda muito se o médico visitá-la e observar as condições em que a paciente está tentando recuperar-se. Aconselhei a mulher há pouco mencionada a sentar-se em seu terraço e não dentro de casa. Ela seguiu conscientemente o conselho, com poucos resultados. Eu não sabia, até visitá-la, que o terraço era fechado por uma alta divisória de madeira e que, quando sentada, ela não podia ver o lado de fora. Pedi que a divisória fosse retirada imediatamente, mas antes transferi a mulher para outro lugar.

Para a dona de casa, eu tentei encontrar uma ocupação criativa, diferente do serviço doméstico, mas que não exigisse muita concentração. As vezes é difícil convencer um marido de que é melhor para sua esposa frequentar aulas de confecção de flores artificiais do que ficar em casa preparando o jantar dele. "Se ela pode perder tempo com flores, por que não pode arrumar o jantar?"

Se você é uma dona de casa que sofre dos nervos, não se sinta culpada se quiser deixar os pratos e fazer flores artificiais, criar cães ou cuidar do jardim. Serviço doméstico raramente é interessante para uma mulher com colapso nervoso e, como interesse é a força que a fará levantar-se da cama e sair do colapso, procure encontrá-lo onde seja razoavelmente possível.

Uma mulher a quem atendi recentemente em sua casa estava deitada em um sofá enquanto eu a examinava. Pediu desculpas pelo estado da casa, particularmente pelo estado do terraço dos fundos, dizendo que não tinha força para trabalhar e que as paredes deviam ter sido pintadas meses antes.

Sugeri que começasse a pintá-las no dia seguinte. Ela me olhou espantada. Como poderia pintar uma casa quando mal conseguia andar de um aposento para outro? Pude ver que estava imaginando que espécie de médico haviam trazido para ela.

Perguntei-lhe quanto tempo estivera deitada no sofá e ela respondeu: "Três meses."

"E melhorou com isso?" perguntei.

Ela pensou um pouco antes de dizer: "Não, não estou melhor. Acho que foi por isso que a chamaram."

Assegurei-lhe que não estava brincando quanto à pintura e pedi a seu cético marido que providenciasse os materiais necessários para o dia seguinte. Ela poderia começar raspando a tinta de um dos batentes da janela. Não era tão cansativo quanto parecia, pois eu havia notado que a pintura já estava caindo em longas tiras.

Assegurei-lhe também que não era importante se na primeira tentativa só conseguisse raspar por alguns minutos. O *importante era a tentativa,* o esforço de sair daquele sofá e enfrentar um novo trabalho. Expliquei-lhe que seu corpo nada sofreria fazendo aquele esforço, que de fato seus músculos recuperariam a capacidade de funcionar normalmente, *só se ela os usasse*. Músculos que não foram usados durante algum tempo sempre se queixam quando voltam a ser usados. A dor é apenas seu irritado protesto, não uma medida de dano causado pela sua reutilização. De fato, apesar da dor eles recuperarão sua força normal muito mais depressa quando usados do que quando deixados em repouso.

Quando a visitei alguns dias depois, ela estava raspando delicadamente o batente da janela, sentando-se de tempos a tempos em uma cadeira estrategicamente colocada nas proximidades. Uma semana mais tarde estava dando a primeira mão e tivemos uma discussão sobre a cor da camada final. Concordamos com cinzento para as paredes e vermelho para a porta. A ideia da porta vermelha atuou como um ímã. Ela esqueceu suas "pobres e fracas pernas" e quase correu até a garagem para procurar a tinta a fim de mostrar-me. Na semana seguinte nossa conversa foi mais sobre a pintura do que sobre o colapso. Ela estava curada pelo interesse em fazer alguma coisa revigorantemente diferente. Confiança em sua própria força fora restaurada pelo uso dela.

Não estou dizendo que o cansaço dessa mulher fosse imaginário e que tudo quanto ela precisava fazer era sair da cama e caminhar. O cansaço do colapso é real e pode exigir algum repouso diário, mas só até certa medida.

A paciente pode queixar-se e quase sempre se queixa de que está cansada demais para trabalhar. Estresse emocional pode tê-la reduzido a nada mais que pele e osso, mas, embora muito fraca, ela pode estar melhor fora da cama ocupada com alguma coisa. O corpo se recuperará quando a mente encontrar paz e a mente tem mais probabilidade de encontrar paz quando ocupada do que quando remoendo as coisas. Uma hora passada na cama em pânico esgota mais do que uma ocupação leve. Seu corpo está pronto para obedecer a qualquer exigência razoável, por mais exausto que você pense estar, desde que seu interesse se volte para aquilo que está fazendo e não fique observando seu corpo trabalhar com medo que ele possa estar sendo forçado demais.

Uma médica americana trabalhou tão arduamente na Grécia depois da Primeira Guerra Mundial que, no último dia de seu exercício e quando estava para embarcar de volta a seu país, quase teve um colapso, dizendo que não poderia trabalhar nem mais um dia. Poucas horas depois, recebeu um cabograma ordenando-lhe que seguisse imediatamente para o sul da Rússia a fim de assumir nova função. Seu único pesar antes de voltar para seu país era não ter tido oportunidade de visitar a Rússia. Ficou por isso tão interessada em sua nova missão que começou a trabalhar com toda velocidade e esqueceu seu colapso. Geralmente estamos mais esgotados de espírito do que de corpo. Contudo, eu acentuo que seu médico precisa tê-lo examinado e diagnosticado seu mal como sendo de origem apenas nervosa.

O paciente tende a exagerar às vezes, especialmente no começo. Não é incomum encontrá-lo em dúvida, tentando calcular quanto trabalho deve tentar fazer sem se cansar demais. Meu conselho é sempre o mesmo: embora seja imprudente assumir tarefas obviamente árduas demais, é melhor trabalhar e arriscar-se a cansaço excessivo do que nada fazer pelo temor de que isso aconteça. Mas é importante que, quando se cansar demais, você não perca a confiança e desperdice energia adicional arrependendo-se e perguntando a si próprio: "Porquê?" Provavelmente haverá muitos episódios assim antes que você esteja completamente curado. Se aceitar calmamente o cansaço, repousar e trabalhar de novo, você dará dois passos para frente a cada passo para trás.

Ocupação Organizada

É sempre difícil para um médico encontrar ocupação para seu paciente. Como seria mais fácil nosso trabalho e como poucos pacientes precisariam tratamento de choque se houvesse lugares organizados pela classe médica, onde pessoas afligidas pelos nervos pudessem ser mantidas ocupadas e longe de casa. Quando me refiro a um lugar assim, não quero dizer um hospital onde o paciente se misture com outros pacientes e as conversas girem em torno de nervos, seu tratamento e suas complicações. Refiro-me a lugares como fazendas, escolas, etc., que estivessem dispostos a oferecer cama e ocupação para alguns desses pacientes, os quais poderiam então trabalhar e recuperar-se em ambiente normal. Grande parte do bem que resulta de tratamento hospitalar dos nervos é conseguido principalmente por afastar o paciente de ambientes familiares desagradáveis. Até mesmo ficar livre da tensão de ser observado por uma família ansiosa deve ser um alívio.

Não desejo desmerecer o bom trabalho realizado pelos hospitais, mas considero que uma pessoa com colapso nervoso que se recupera em ambiente normal tem maior probabilidade de ficar firmemente integrada e reabilitada do que aquela tratada em hospital. Aquela que se trata em ambiente normal está sendo realmente reabilitada, ao mesmo tempo em que é curada. Além disso, é melhor para seu moral e precisa menos explicações para conhecidos curiosos.

Ajuda muito se a pessoa pode, como o engenheiro descrito no começo desta seção, continuar em seu trabalho habitual enquanto espera a cura. A ocupação está ali, já encontrada, e a pessoa não passa pela tensão de se ver em alguma situação embaraçosa que possa ocorrer ao voltar para o serviço depois de prolongada ausência com colapso nervoso. Além disso, perde rapidamente qualquer sentimento de estranheza que sua doença possa ter-lhe trazido. Ajustar-se a um padrão normal ajuda-a a sentir-se mais normal. Contudo talvez seja difícil para ela permanecer em seu serviço habitual porque pode achar muito árduo seguir um regime rígido. Pessoas com colapso nervoso são capazes de manter seu próprio ritmo, mas se forem obrigadas a trabalhar em horário fixo ou cumprir pontualmente uma obrigação, podem sentir-se incapacitadas pela tensão da antecipação.

Por exemplo, uma mulher com dois filhos pequenos, que sofria dos nervos, melhorou tanto longe de casa que logo foi capaz de voltar diariamente para limpar parte da casa e preparar o jantar. Quando chegaram as férias escolares, tornou-se necessário que alguém ficasse com os meninos toda manhã quando o pai saía para trabalhar. O pai naturalmente esperava que a mãe ficasse em casa. Afinal de contas, se estava suficientemente boa para fazer quase tudo, por que não chegar toda manhã às oito horas em lugar de aparecer a qualquer hora do dia? Qual era a diferença? Sua esposa logo lhe mostrou a diferença. Ela afundou completamente à mera sugestão. Simplesmente não podia suportar a tensão de uma obrigação fixa. Explicou que o fato de saber que precisaria estar com os meninos às oito horas da manhã era o suficiente para tirar-lhe o sono na noite anterior. Sentia que não era capaz de tolerar a tensão de esperar que passassem horas até chegar a manhã e queria aliviar-se indo para casa imediatamente.

Eu procuro convencer as famílias da importância de não submeter o paciente a essa tensão nas primeiras semanas de convalescência. As vezes, os familiares ouvem com desaprovação. Pensam que, se fosse obrigada a fazer isto e aquilo, a mãe provavelmente melhoraria muito. Se a mãe fizesse isto e aquilo, provavelmente melhoraria muito, mas não se fosse obrigada a fazê-lo.

Encontrar ocupação adequada é um problema que precisa ser enfrentado e resolvido no caso de cada paciente. Não posso deixar de acentuar a absoluta necessidade disso. Se fossem necessárias mais provas, bastaria comparar o paciente na sexta-feira com o mesmo paciente na segunda- feira, depois de um fim de semana ocioso. Quase sempre há deterioração. "Os domingos quase me matam", dizem muitos pacientes.

Existe um tipo especial de tratamento em isolamento, no qual o doente "nervoso" é colocado em uma cama no hospital e isolado de contatos externos. Isso pode dar bom resultado para alguns, mas o risco é grande. E muita tensão para uma mente cansada ficar entregue a seus próprios recursos durante horas ou dias em seguida. Eu repito e torno a repetir: permaneça ocupado. DEIXE QUE A OCUPAÇÃO SEJA SUA MULETA.

Não me entenda mal e não procure febrilmente ocupação, temendo ficar ocioso. Há que haver moderação em todas as coisas, mesmo aqui. Ocupação pode ser intercalada com repouso. Mas é melhor errar por excessiva atividade do que por excessivo repouso.

A companhia de outros é tão importante quanto ocupação. Há alguns anos um jovem descreveu uma esclarecedora experiência que teve quando se recuperava de um colapso nervoso. Estava hospedado com amigos no campo, onde era obrigado a ficar sozinho a maior parte do dia. Um dos amigos inesperadamente ficou em casa durante duas semanas, de modo que, durante aquele curto espaço de tempo, o doente teve companhia o dia inteiro. Ao fim da quinzena, estava muito melhore descreveu como se sentiu desesperado quando chegou o tempo de ficar novamente sozinho durante o dia. Disse que sabia que, se tivesse companhia por mais alguns dias, o repouso que isso daria à sua mente cansada teria sido suficiente para permitir-lhe readquirir o domínio sobre seus pensamentos, que tanto procurava. Tal como aconteceu, ele teve a desagradável experiência de ver sua recaída e a perda de uma parte do terreno ganho, sabendo que pouco mais tinha a fazer além de aceitar a situação filosoficamente e esperar que passasse mais tempo.

Esse homem deveria ter tido ocupação com companhia diária e não uns tranquilos dias no campo sem nada que fazer. Tranquilidade é muitas vezes recomendada erroneamente para os "nervos". Pode ser mais fácil para algumas pessoas recuperar-se de colapso nervoso nas ruidosas distrações da cidade do que na solidão parada e monótona do campo.

Assim,

> deixe que a ocupação seja sua muleta;
>
> aceite todas as peças que seus nervos pregarem em você, enquanto tenta esquecer-se em ocupação; relaxe, aceite a lentidão temporária de seu pensamento e esteja preparado para pensar tão devagar quanto seu cérebro cansado permitir; tempo e paz trarão plena recuperação;
>
> se você é uma dona de casa, não fique sozinha o dia inteiro; descubra algum interesse fora de casa; lembre-se, uma hora passada na cama em pânico esgotará você mais do que uma ocupação leve, por isso deixe aquela cama.

CORAGEM

Coragem tem a extraordinária qualidade de estar presente *se você realmente quer.* Se quer, seriamente, ser corajoso, você o será. Se cair, reexamine-se e descobrirá que enganou a si próprio. Apenas pensava que queria ser bravo, mas não sentia realmente o impulso. Para ser consciente de um verdadeiro impulso, você precisa senti-lo fortemente dentro de si, na boca do estômago, de tal modo que pode quase pôr o dedo em cima do lugar. Em outras palavras, esta vontade deve ir bem para frente na sua consciência e não ficar enfurnada, esmagada por um desejo débil.

Você precisa estabelecer e cultivar esse sentimento até fazer dele parte de si próprio. Nada há de difícil ou ilusório nisso. É quase um truque, como o truque de flutuar. Fique parado, feche os olhos e pense em alguma coisa que você quer muito, alguma coisa pela qual você tem um profundo anseio. E ali, onde sente esse anseio, que você também sentirá coragem e confiança; sempre na boca do estômago. No começo, contente-se se sentir apenas um desejo de coragem. Se perseverar, com prática ele se tornará coragem. Mas primeiro certifique-se de que o sente. *Sinta o anseio* em seu estômago; *não o sinta* apenas na cabeça.

É pena que nosso treinamento não nos ajude a trazer mais facilmente a assistência desses pensamentos interiores positivos. Quando pequenos, somos ensinados a fazer, pensar e sentir, até reagirmos ao padrão estabelecido por nosso treinamento. Nossos verdadeiros eus, nossas possibilidades reais, raramente descobrimos; podemos ir e geralmente vamos do berço ao túmulo sem saber o que nós, o verdadeiro você e o verdadeiro eu, honestamente acreditamos ou sentimos.

Por isso, não se contente com o mero desejo que você agora sente de ser bravo e perseverante. Dê a seu desejo tanta concentração a ponto de finalmente fazer dele uma determinação férrea. Se dedicar tempo a isso, sua viagem para a recuperação será feita com asas.

É curioso como esse sentimento de coragem e confiança parece estar sediado não em nosso cérebro, mas em nosso "meio". Este é um bom lugar para senti-lo, aumenta a força de nossa "espinha dorsal".

Um médico tem uma oportunidade única de ver exemplos de grande coragem. Depois de anos de prática, o médico mediano emerge com respeito e amor por seus semelhantes. Eles têm seus defeitos, mas sua coragem faz com que esses defeitos sejam facilmente esquecidos: Uma antiga paciente minha, mulher de oitenta e dois anos, sofria de uma das mais penosas doenças conhecidas. Uma noite depois de um dia particularmente horrível, fui a seu quarto esperando encontrá-la desesperada. Em lugar disso, encontrei-a ouvindo rádio e lendo um livro de contos.

Disse-lhe espantada: "Eu não esperava encontrá-la lendo assim alegremente."

Ela me olhou com uma expressão zombeteira e respondeu: "De que adianta chorar no escuro?" Este livro é dedicado à memória daquela paciente.

Para ter tal coragem, *você precisa querê-la.* Quando finalmente a tiver, ela ficará entre você e toda adversidade futura, entre você e o fracasso. Descubra-a, como eu sugeri, e se perdê-la procure-a de novo. E não haverá mais choro no escuro.

RELIGIÃO

O religioso tem fé em Deus para ajudá-lo. Mas aqueles que não são religiosos encontram pouco consolo quando lhes dizem para ter confiança em Deus e rezar pedindo ajuda. Naturalmente se recuperariam se o fizessem, mas mesmo para aqueles que têm fé às vezes é preciso mostrar os verdadeiros degraus para chegará recuperação. Às vezes, a pessoa religiosa pensa que está sendo provada por Deus ou tentada pelo demônio. Luta arduamente para justificar-se perante um e vencer o outro, apenas se esgotando nesse esforço.

A pessoa que suporta o sofrimento com paciência (deixando passar mais tempo), resignação (aceitação) e fé em que Deus a curará encontrou o caminho para a recuperação, mas muitos se perdem no caminho e esquecem como aplicar sua fé.

Algumas pessoas religiosas com doença nervosa queixam-se também de serem incapazes de estabelecer contato com sua religião, como aquela mãe que não conseguia estabelecer contato com sua família. Esta é uma preocupação a mais, especialmente quando a pessoa não encontra consolo na oração. Quando compreendem que se sentem assim simplesmente porque suas emoções estão exaustas, essas pessoas ficam muito aliviadas.

Por isso, dizer às pessoas para depositarem sua fé em Deus e deixar que Ele as cure só dá resultado com aquelas que têm fé e sabem como aplicá-la. Essas são realmente abençoadas. Aos outros é preciso mostrar o caminho.

23

O Que se Deve e o Que Não se Deve Fazer

1. Não fuja do medo. Analise-o e veja que ele não é mais do que uma sensação física. Não se deixe enganar por uma sensação física.

2. Aceite todas as sensações estranhas ligadas a seu colapso. Não lute contra elas. Passe por elas flutuando. Reconheça que elas são temporárias.

3. Não deixe que haja auto piedade.

4. Resolva seu problema o mais rapidamente que puder, se não com ação, aceitando um novo ponto de vista.

5. Não perca tempo com "O que poderia ter sido" ou "Se eu tivesse..."

6. Enfrente o pesar e saiba que o tempo trará alívio.

7. Ocupe-se. Não fique deitado na cama remoendo as coisas. Ocupe-se calmamente, não febrilmente tentando esquecer-se.

8. Lembre-se que a força de um músculo pode depender da confiança com que é usado.

9. Aceite suas obsessões e esteja preparado para viver com elas temporariamente. Não as combata tentando expulsá-las para longe. Deixe que o tempo faça isso.

10. Lembre-se, recuperação não depende necessariamente só de você, como muitas pessoas estão prontas a dizer-lhe. Você talvez precise de ajuda. Aceite-a com boa vontade, sem sentir vergonha.

11. Não se desencorage se não for capaz de tomar decisões enquanto estiver doente. Quando ficar bom, será bastante fácil tomar suas decisões.

12. Não meça seu progresso dia-a-dia. Não conte os anos ou meses em que ficou doente e não se desespere pensando neles. Quando você estiver no caminho da recuperação, a recuperação será inevitável. POR MAIS PROLONGADA QUE SUA DOENÇA POSSA TER SIDO.

13. Nunca aceite derrota. Lembre-se, nunca é tarde demais para dar a si próprio outra oportunidade.

14. ENFRENTE, ACEITE, FLUTUE. DEIXE O TEMPO PASSAR.

SE FIZER ISSO, VOCÊ DEVE FICAR BOM.

24
Para Aqueles Que Temem Nova Doença Nervosa

Se você teve um colapso nervoso, provavelmente teme a ideia de algum dia experimentar tudo aquilo de novo. A maioria das pessoas diz: "Espero nunca ter outro colapso." Raros têm a confiança de dizer: "Nunca terei outro colapso." Eu quero que você seja capaz de dizer e saiba que nunca terá outro colapso.

Se teme um futuro colapso, você provavelmente evita pensar nisso e contenta-se em enterrar essa ideia no fundo de sua mente e esperar pelo melhor. *Isso não é suficientemente bom.* Nesse estado, você está subconscientemente tenso e portanto vulnerável. Se lhe perguntarem o que você teme, provavelmente hesitará e depois relacionará certo número de possibilidades temidas, cada uma delas relacionada com sua infeliz experiência. Quero que você seja capaz de olhar claramente para o futuro e saber que seu *único inimigo é o medo.* Só o medo toma você vulnerável. Sem medo não pode haver um futuro colapso. É SIMPLES ASSIM. Colapso nervoso é uma expressão de medo continuado. Seus sintomas *não são mais do que a exagerada expressão física de medo.*

Por isso, entenda primeiro que *é medo e só medo que pode desarmá-lo.* Você não é obrigado a combater a ideia de ter outro colapso a fim de evitá-lo. Você não precisa enterrar a ideia disso no fundo de sua mente. Você não é obrigado a ter cuidado para não se cansar demais e tornar-se vulnerável a colapso. Para livrar-se de toda possibilidade de colapso futuro, não precisa senão desmascarar o medo, denunciá-lo, analisá-lo, compreendê-lo e reconhecer o papel importantíssimo que ele desempenhou em seu último colapso. Compreenda que *sem medo seus nervos descarregadores de adrenalina ficam sem estímulo para excitar seus órgãos para que produzam as sensações de colapso.* Você permanece calmo e jamais alguém teve um colapso enquanto estava calmo.

Cientistas inventaram comprimidos para tranquilizar a ação dos nervos descarregadores de adrenalina na esperança de afastar uma ameaça de colapso. Mas você pode produzir sua própria tranquilidade, sua própria invulnerabilidade, se não fugir da ideia de um colapso futuro, mas enfrentá-la diretamente e ver o que pode ser feito agora para preveni-lo mais tarde.

Há muita coisa que você pode fazer. Primeiro, analise seu colapso anterior e tente honestamente descobrir sua causa. Isso pode não ser fácil, porque você talvez precise procurar além do que supunha anteriormente ser a causa. Eu não tenho dúvida de que descobrirá que medo foi a verdadeira causa. Feito isso, passe em revista seu colapso à luz dessa descoberta e considere como poderia ter resolvido seu problema se não tivesse sucumbido ao medo. Havia uma solução, não havia? Quando considera isso, você pode enfrentar pela primeira vez seu colapso anterior honestamente e talvez sinta surpreendente alívio.

Para ter ainda maior certeza de libertar-se da escravidão do medo, pratique a ação de desmascará-lo, de denunciar sua falsidade. Na próxima vez em que sentir um espasmo de medo, em lugar de fugir dele e tentar esquecê-lo ou controlá-lo e impedir sua chegada, como tem feito até agora, quero que o examine enquanto passa por você e mesmo o descreva para si próprio, notando os detalhes de suas várias sensações componentes.

Ao fazer isso, você descobrirá que a onda de medo bate mais forte quando bate pela primeira vez e que, se você se mantiver firme e relaxar, *ela se aquietará e desaparecerá.* Depois de aprender a enfrentar o medo dessa maneira e ver que ele não é mais que uma sensação física, *você começa a perder seu medo do medo.* Você sai de um círculo vicioso. Pode vir um espasmo de tempos a tempos, mas você aprendeu a ignorá-lo. Com o tempo ele passa a significar tão pouco que você quase não nota sua passagem.

Deixe Passar o Primeiro Choque

Vejamos agora como sua vitória sobre a sensação física de medo pode afastar suas probabilidades de ter um futuro colapso. Se é capaz de convencer-se de que medo foi a principal razão de seu colapso anterior (não haverá dúvida sobre isso, se você for honesto) você pode certamente compreender que ele fez isso interferindo em seu poder de pensar racionalmente. Você é capaz de ver como, não influenciado pelo medo, sua capacidade de pensar e agir teria sido muito mais eficiente? Você teria sido capaz de *deixar o primeiro choque passar* e depois cuidar do problema.

Na parte inicial deste livro, eu aconselhei a passar pelo medo flutuando. Essa é outra maneira de expressar o conselho que acaba de ser dado neste capítulo. Com o termo "flutuando" quero dizer deixar a onda de medo quebrar-se e passar sobre você, enquanto continua para frente apesar dela. Se puder fazer isso, conservará sua capacidade de pensar calmamente e nunca mais voltará a ser esmagado completamente pela calamidade. Não poderá haver colapso futuro.

Não quero dizer que, sempre que sentir uma onda de medo aproximando-se, você deve enfrentá-la e analisá-la. A medida que perder seu medo do medo, esses espasmos significarão cada vez menos e você perderá o interesse por eles. Se um deles vier mais forte que habitualmente, você o aceitará e não lhe dará atenção indevida.

Depois de ter praticado como foi sugerido, você gradualmente compreenderá e começará a sentir a confiança de que tanto precisa para ajudá-lo a enfrentar o futuro calmamente. Nunca se esqueça de que *sem medo você é invulnerável,* POR MAIS VEZES QUE TENHA SOFRIDO COLAPSO NERVOSO NO PASSADO.

25
Conselho à Família

A família da pessoa com colapso nervoso muitas vezes a acusa de ser completamente egoísta. Muitas mães se queixam: "Se eu pudesse termais certeza de que minha filha está doente e não simplesmente sendo egoísta, seria muito mais fácil aguentá-la. Mas, doutora, ela está completamente envolvida em si própria. Parece nem se preocupar com o fato de que me esgotou e levou todos nós até à beira do colapso junto com ela."

Talvez você se sinta assim em relação a algum membro de sua família. Se encontrou tempo para ler este livro, uma nova compreensão o ajudará a esquecer aquele aparente egoísmo.

Um escritor ou compositor no paroxismo da criação está tão absorto em seu trabalho que talvez nem perceba o que se passa a seu redor e considere perfeitamente natural o conforto e a paz proporcionados por um par de mãos atrás dele, a ponto de não notar como a dona daquelas mãos se sente solitária, esquecida e até mesmo farta daquele trabalho. Um perfeito egoísta, mas simplesmente pelo absorvente interesse em outras coisas.

A pessoa com colapso nervoso é um tipo semelhante de egoísta. A princípio seu colapso provavelmente foi causado por algum problema perturbador e atemorizador, cuja contínua contemplação esgotou-a e provocou sensações corporais tão alarmantes que os males de outras pessoas pareciam inexistentes em comparação. Se percebesse a preocupação de sua família por ela, a tensão adicional teria parecido insuportável. Por isso, em autodefesa, fugiu de tal percepção, a ponto de parecer insensível e egoísta. Além disso, suas necessidades geralmente são acompanhadas por um tenso desejo de satisfação imediata que em sua agitação para obter alívio ela é perfeitamente capaz de pôr de lado grosseiramente as necessidades dos outros.

Se puder ver esse parente como uma pessoa doente que, quando estiver boa, não será mais egoísta do que o resto de nós, isso o ajudará a tolerá-la e auxiliá-la. Naturalmente, se ele sempre foi egoísta e seu atual estado não é mais do que uma acentuação disso, será mais difícil tolerá-lo. Mesmo assim, mostre compaixão por alguém cujo sofrimento é real e desesperador, não negando sua simpatia e ajuda.

Simpatia

A família é muitas vezes aconselhada a não demonstrar simpatia ao paciente e infelizmente pode entender de maneira muito literal esse conselho e ser muito rigorosa com ele. Não tenha medo de demonstrar simpatia e mostrar que você está tentando compreender. Simpatia e compreensão podem confortar e encorajar um espírito abatido e aliviar tensão. Contudo, não encorage autopiedade. Misture simpatia com a lembrança de que os problemas estão sendo vistos fora de proporção e que, quando ele melhorar, os problemas parecerão menos insupotáveis. Acima de tudo, ajude a encontrar, o mais cedo possível, uma solução ou acomodação para aqueles problemas e poupá-lo de extenuante cogitação. E o fato de estar sempre se preocupando, pensando e sentindo intensamente que o esgota.

Se os problemas não podem ser resolvidos, pelo menos ajude-o a encontrar uma maneira menos aflitiva de encará-los e viver com eles. Vocês dois talvez precisem discutir um novo ponto de vista muitas vezes antes que ele possa entendê-lo e sustentá-lo como seu. Procure não perder a paciência, por mais vezes que ele volte à mesma discussão.

Ocupação

Certifique-se de que o paciente está sendo mantido ocupado. Com isto não quero dizer que você deva fazê-lo voltar ao trabalho sempre que o vir ocioso. Significa ter um programa organizado de trabalho leve, de modo que esteja pronto para ele. Talvez trabalhe apenas irregularmente no começo, pois sua capacidade de permanência é fraca. Isso não é importante. Mas é importante que a ocupação esteja lá e que ele não seja deixado continuamente ocioso. Uma hora ociosa pode ser uma eternidade para ele.

Se seu parente é uma dona de casa, de maneira nenhuma ela deve ser deixada sozinha o dia inteiro. Toda simpatia e ajuda do mundo dadas à noitinha não compensarão um dia passado na casa sem outra companhia além de seus pensamentos. Devo repetir e insistir na importância de ocupação em companhia de outros, particularmente para uma dona de casa, e pedir-lhe que não demore em encontrá-la.

Muitas famílias estão dispostas a pagar as despesas da doença de um parente, mas falham quando se trata de encontrar ocupação para ele. Isto é muito frustrante porque o médico só pode levar o paciente até certo ponto da recuperação, a partir de onde a ocupação é essencial para completá-la. Explico isto a toda família, mas em cada visita são muitas as que apresentam escusas por não ter atendido ao pedido. Por favor, faça todo esforço para encontrar ocupação satisfatória para seu parente.

Ao olhar em volta procurando desesperadamente um refúgio adequado para seu parente doente, é uma grande tentação pensar em Tia Maud, que vive a trezentas milhas de distância, em Bargo Bargo, em um lindo chalezinho ao lado de um monte em cujo sopé corre um rio que leva, a meia hora de caminhada, até outro lindo chalezinho do outro lado do monte. É uma grande tentação pensar que a paz e a quietude, o adorável ar puro e o creme fresquinho farão Mary ficar quietinha. Infelizmente é isso que poderão fazer, mas não do jeito que você quer que Mary fique quietinha. Mary talvez precise de companhia, mudança, distração, diversão constante e não do som solitário do uivo da coruja, por mais puro que seja o ar em volta. Sentar-se durante uma hora e tomar uma soda em uma loja movimentada, enquanto observa as pessoas entrarem e saírem, ajudará grande número de pessoas com colapso muito mais do que o ar puro e o silêncio solitário das montanhas. Animo deprimido depende muito da ajuda de ambiente externo. Não tem fonte interior de alegria para apoiá-lo. É uma espécie de cata-vento que precisa virar para este lado e para aquele a cada mudança do vento. Em uma atmosfera triste e solitária, o ânimo pode afundar até uma profundidade de desespero só compreendida por aqueles que já a experimentaram. Assim, se seu parente doente preferiu ir para o campo, mas escreve implorando para voltar para casa depois de lá ter passado pouco tempo, traga-o de volta sem queixar-se.

Exagerando a Importância das Coisas

Se seu parente tem um problema determinado que você pode resolver, por mais trivial que lhe possa parecer, resolva-o. Por exemplo, uma mulher doente dos nervos tinha dois cães de estimação com os quais se preocupava muito. Seu marido prometera interná-los em uma clínica veterinária enquanto ela estivesse fora. Quando chegou o tempo, ele não pôde decidir-se a gastar tanto dinheiro com dois cães, especialmente porque precisava do dinheiro para outras coisas. Assim, pensando estar agindo sensatamente, deixou de cumprir sua promessa. A esposa, que estava progredindo bem, assim que soube que os cães ainda estavam em casa ficou tão preocupada que os resultados de três semanas de psicoterapia foram ameaçados. Tentei mostrar ao marido que de todo o dinheiro que estava gastando no momento, o dos cães era talvez o melhor empregado, embora pudesse parecer-lhe um desperdício.

Descrevi este incidente porque você pode ter um problema semelhante de tempos a tempos e talvez se pergunte por que deve deixar-se dominar por seu parente. Não se considere dominado, mas pense que está evitando sofrimento mental e emocional quando emoções são muito exageradas e vulneráveis. O que pode lhe parecer sem nenhuma importância, pode ser importantíssimo para o paciente. Contudo isso não quer dizer que você deve fazer tudo quanto o parente quiser. Se usar bom senso misturado com delicada firmeza, compreensão e simpatia, você cometerá poucos erros.

"Lute Contra Isso!" "Erga-se!"

Nunca diga a seu parente para "lutar contra isso". Diga a ele *para não lutar, para aceitar*; para praticar a inatividade perfeita e passar flutuando pelas questões perturbadoras que não pode resolver; passar flutuando pelo medo das sensações corporais de seu colapso. Ele deve flutuar, não lutar. Esse é o caminho.

Também, se aconselha seu parente a erguer-se, lembre-se que está falando a uma pessoa doente, tão afetada pelo colapso que erguer-se seria literalmente o mesmo que curār-se. Você está na realidade dizendo a ele: "Pelo amor de Deus, cure-se rapidamente e já!" Não,conheço conselho mais deprimente para uma pessoa assim doente do que dizer-lhe para erguer-se, porque parte do colapso é tentar descobrir através da desorientação um caminho para fazer exatamente isso. Assim, se você usa essa frase, aprecie pelo menos o que pode e esteja preparado para mostrar a seu parente como fazer o que você pede. Ele não sabe. Você sabe?

Não pense que dizendo: "Pare com essas bobagens e volte para o trabalho!" você está mostrando a ele o caminho. Tente compreender que encontrar o caminho para parar com todas "essas bobagens" é o maior problema dele. Grande parte do absurdo tornou-se ação reflexa condicionada e quem já conseguiu algum dia parar rapidamente com isso?

É verdade que às vezes voltar a trabalhar é suficiente para curar colapso nervoso. Isso é conseguido por ajudar a afastar temporariamente a mente da pessoa doente de seu problema por tempo suficiente para revigorá-la, de modo que possa enfrentar o problema com menos reação emocional. Além disso, a atmosfera normal de seu trabalho cotidiano acentua a irrealidade de seu colapso e lhe dá encorajadores vislumbres de normalidade aos quais pode agarrar-se.

Todavia, levar problemas e temores de volta para o trabalho muitas vezes de nada adianta e o paciente pode regredir gravemente devido à indignidade adicional de precisar mais uma vez deixar o trabalho e voltar para casa. Ele pode, em sua própria opinião, ter "bancado o bobo". Só é seguro para o paciente voltar ao trabalho quando tem um programa de recuperação planejada como é exposto neste livro. Com um plano para apoiá-lo e orientá-lo, ele corre pouco risco de fracasso. Por isso, eu repito: quando você diz, "Pare todo esse absurdo-e volte para o trabalho", certifique-se de que mostrou primeiro a seu parente como parar com o absurdo. Espero qye. sua compaixão e interesse tenham sido despertados o suficiente para levá-lo a ler este livro e aprender como ajudar seu parente.

26
Que Espécie de Pessoa Sofre Doença Nervosa

Qualquer pessoa é capaz de ter um colapso nervoso, embora algumas caiam (isto é, sejam vítimas do medo) mais facilmente do que outras. Qualquer pessoa, havendo suficiente tensão, pesar ou conflito, é capaz de esgotar-se e, se cometer o erro de ficar com medo e tentar lutar contra as manifestações de seus nervos tensos, pode ser facilmente arrastada no círculo de medo-luta--medo que leva ao colapso.

Pessoas podem ser ajudadas ou atrapalhadas por seu treinamento inicial. Uma criança que espera em casa à noite, tensa e atemorizada, a volta de um pai embriagado não terá o mesmo sistema nervoso calmo que uma criança criada em uma família feliz com uma mãe que a faz ir para a cama cedo e ter uma boa noite de sono. Também a criança mantida sempre alerta por um pai ou mãe excitável terá mais facilmente reações nervosas exageradas quando chegar a ocasião do que uma criança conservada calma. Excitação histérica não é boa para os jovens. Eles devem esperar os acontecimentos felizes com prazer, mas não com exagerada excitação. Uma palavra calma da mãe pode ajudar muito.

Por exemplo, em lugar de dizer a uma criança: "Faltam só duas semanas para o Natal, não é excitante?", é muito mais tranquilizante e sensato dizer: "Você ainda tem duas semanas inteiras antes da chegada do Papai Noel, portanto há bastante tempo para aproveitar outras coisas agradáveis até lá."

Moderação

Na escola, ensinam-nos história, matemática, etc., mas raramente como praticar moderação e autodisciplina. Deixa-se isso para ser ensinado por nossos pais, muitos dos quais não compreendem sequer o significado das palavras, quanto mais sua prática. Moderação e autodisciplina são as partes mais importantes de nosso mecanismo de defesa. A pessoa amadurecida pode ser moderada em todas as coisas, pode libertar-se de ditames emocionais e agir depois de adequada deliberação. É difícil agir sem ser influenciado por sentimento. Se qualquer de nós precisar pôr de lado reação emocional desagradável para pensar racionalmente, vai encontrar dificuldade para passar por aquela barreira emocional. Nós temos muitas vezes medo de sentimentos desagradáveis. Suspeitamos que eles podem tomar-se ainda mais desagradável se os enfrentarmos, por isso tentamos extingui-los antes que se fixem.

Sentimento desagradável é particularmente indesejável para aqueles que tiveram permissão de crescer com seus sentimentos significando muito para eles, porque pais indulgentes substituíam rapidamente o que eles não gostavam pelo que eles gostavam. Essas pessoas geralmente querem livrar-se rapidamente do que é desagradável e raramente esperam as emoções acalmarem antes de agir.

Se nossa educação incluiu treinamento para suportar coisas desagradáveis e *deixar passar o primeiro choque* até podermos pensar calmamente, muitas situações aparentemente insuportáveis tornam-se controláveis e muitos colapsos nervosos são evitados, porque colapso nervoso, como já acentuei neste livro, não é mais do que exaustão emocional e mental em seguida à possessão prolongada por emoções infelizes e atemorizadoras. Os chineses têm um provérbio para expressar isso: "Complicação é um túnel pelo qual passamos e não uma parede de tijolos contra a qual precisamos quebrar nossa cabeça."

Certa quantidade de sofrimento é boa para nós, particularmente quando jovens. Não devemos ser excessivamente protegidos. A experiência que você adquire com seu presente sofrimento poderá ser seu esteio nos anos futuros.

IBRASA

LIVROS QUE CONSTROEM